かん字の 読《よ》み方《かた》(1)

(…で ならった かん字)

学しゅう日 月 日　とく点《てん》 点《てん》

1 ―《せん》の かん字に 気を つけて、読《よ》みがなを 書《か》きましょう。〔一つ 4点〕

(1) 花びら　花だん

(2) 赤《あか》土　ねん土

(3) 虫かご　こん虫

(4) 男の子《こ》　男子《し》

(5) よび名　名人《じん》

(6) 見本《ほん》　見学《がく》

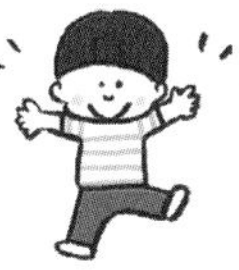

(7) 金もち　金ぎょ

(8) かけ足　遠《えん》足

2 ―《せん》の かん字の 読《よ》みがなを 書《か》きましょう。〔一つ 9点〕

(1) こん虫図《ず》かん。

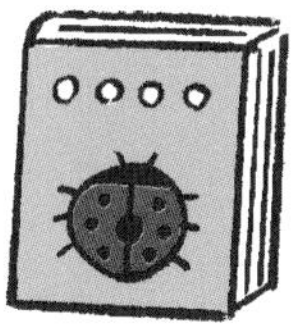

(2) 土よう日《び》に あつまる。

(3) 男子トイレ。

(4) 工場《こうじょう》を 見学する。

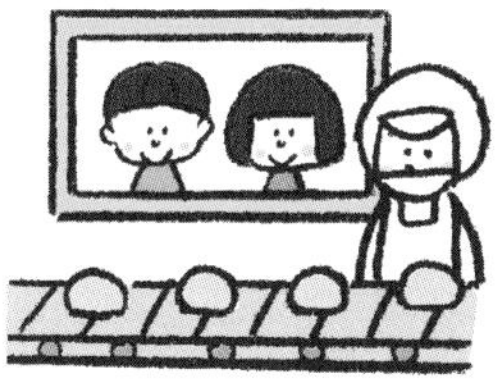

おもしろ ことば メモ　ウミネコは，海《うみ》べに いる 鳥《とり》だよ。鳴《な》き声《ごえ》が ネコに にて いる ことから，この なまえが ついたよ。

2回 かん字の 読《よ》み方《かた》(2)

(一年生で ならった かん字)

学しゅう日　月　日　　とく点　点

1 —《せん》の かん字に 気を つけて、読《よ》みがなを 書《か》きましょう。（一つ 2点）

(1) 上（　）と 下（　） ↓ 上下（　）

(2) 左（　）と 右（　） ↓ 左右（　）

(3) 女（　）の 子（　） ↓ 女子（　）

(4) 水（　）の 中（　） ↓ 水中（　）

(5) 火（　）の 力（　） ↓ 火力（　）

(6) 森（　）や 林（　） ↓ 森林（　）

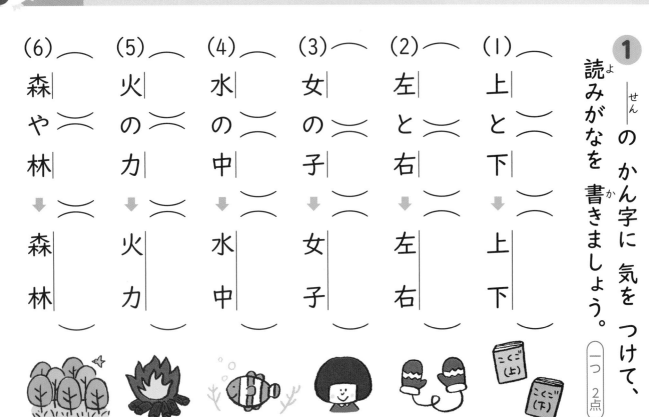

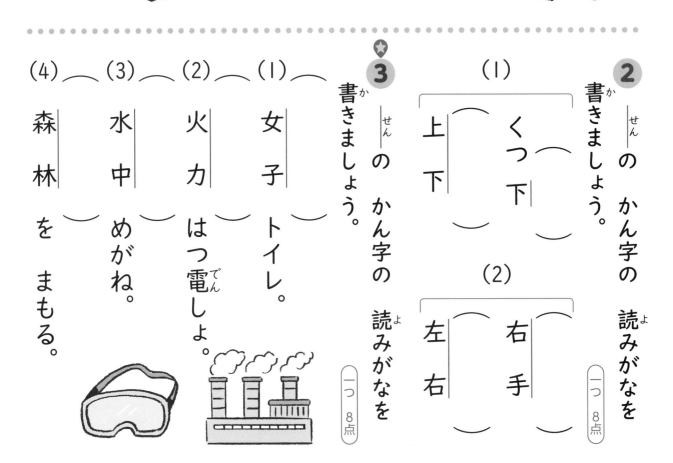

2 —《せん》の かん字の 読《よ》みがなを 書《か》きましょう。（一つ 8点）

(1) くつ下（　）　上下（　）

(2) 右手（　）　左右（　）

3 —《せん》の かん字の 読《よ》みがなを 書《か》きましょう。（一つ 8点）

(1) 女子（　）トイレ。

(2) 火力（　）はつ電《でん》しょ。

(3) 水中（　）めがね。

(4) 森林（　）を まもる。

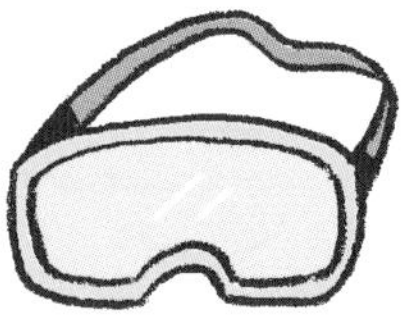

わくわく情報《じょうほう》　マスクメロンは　かわより　中みの　ほうが　せい長《ちょう》が　はやいので，かわが　ひびわれて　あみ目もようが　できるよ。

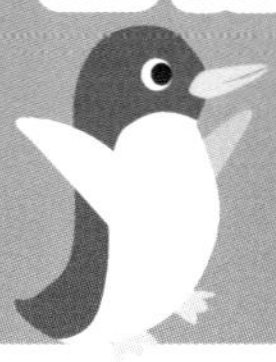

二年生の かん字(1)

学しゅう日　月　日　とく点　点

1 ―《せん》のかん字に気をつけて文を読《よ》み、読《よ》みがなを書《か》きましょう。（ぜんぶで25点）

土曜日（どようび）に、お父《とう》さんが作（つく）ったおやつを友（とも）だちと広《ひろ》場（ば）で食（た）べた。

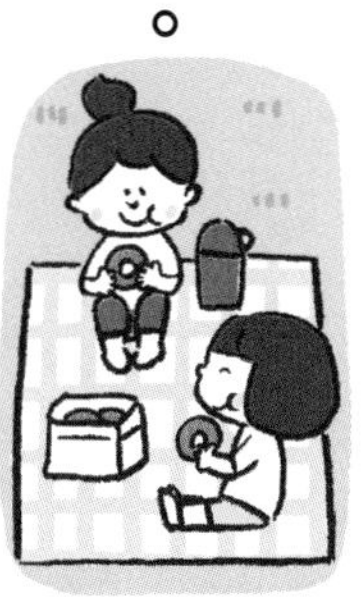

2 ―《せん》のかん字の読《よ》みがなを書《か》きましょう。（一つ5点）

(1) 土曜日（　　）

(2) 作る（　　）

(3) 友だち（　　）

(4) 広《ひろ》場（　　）

(5) 食べる（　　）

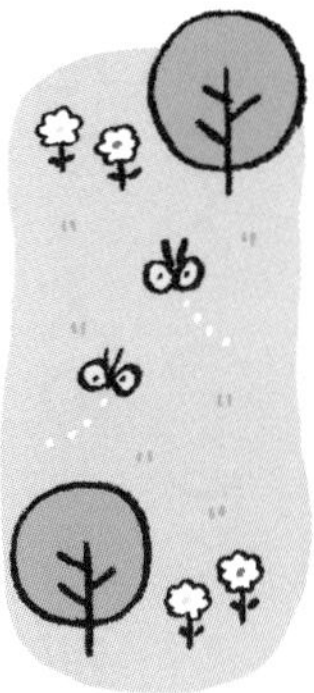

3 書《か》きじゅんに気をつけて書《か》きましょう。（ぜんぶで25点）

曜（よみかた　ヨウ）

日

友（よみかた　ユウ・とも）

食（よみかた　ショク・〈ジキ〉・く(う)・〈く(らう)〉・た(べる)）

作（よみかた　サク・サ・つく(る)）

場（よみかた　ジョウ・ば）

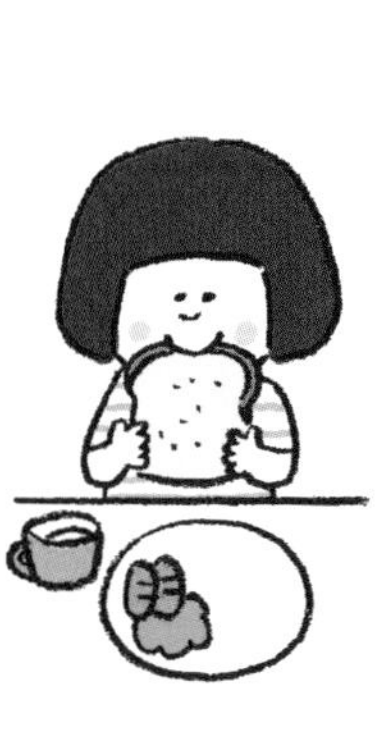

★ **4** □にかん字を書《か》きましょう。（一つ5点）

(1) 広《ひろ》□《ば》であそぶ。

(2) □《とも》だちと□《つく》る。

(3) □《ど》□《よう》□《び》に□《た》べる。

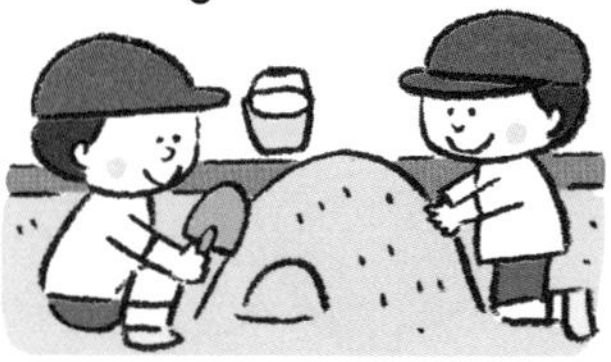

おもしろことばメモ　アメフラシは，海《うみ》に すむ 生きものだよ。てきに 会《あ》うと むらさき色《いろ》の えきを 出すんだ。

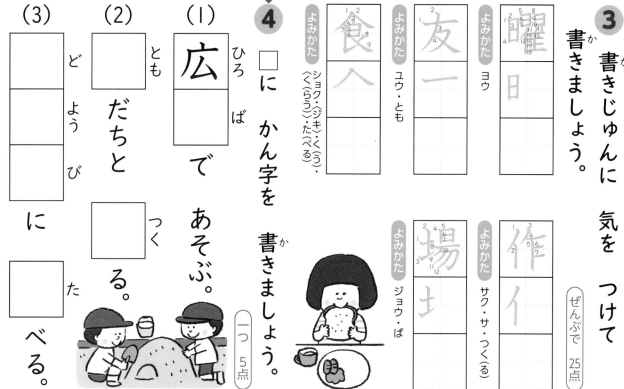

カタカナで 書《か》く ことば(1)

※教科書《きょうかしょ》によって1学きに学しゅうしていないところもあります。

学しゅう日　月　日　とく点　点

1 外国《がいこく》の 国《くに》や 土地《とち》や 人の 名前《なまえ》を「　」から えらんで、(　)に カタカナで 書《か》きましょう。（一つ10点）

(1) あめりか・にっぽん　(　　)

(2) おおさか・ろんどん　(　　)

(3) よこはま・ぱり　(　　)

(4) かぐやひめ・しんでれら　(　　)

(5) のぐちひでよ・さんたくろうす　(　　)

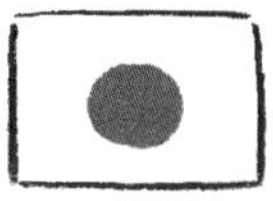
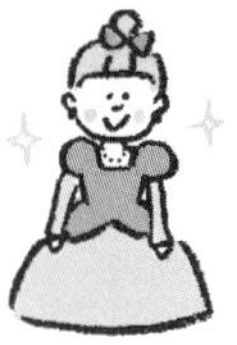
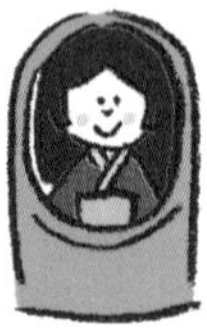

2 外国《がいこく》から きた ことばを「　」から えらんで、(　)に カタカナで 書《か》きましょう。（一つ10点）

(1) みるく・みそしる　(　　)

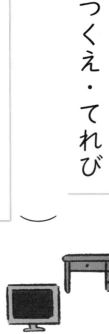

(2) つくえ・てれび　(　　)

(3) ぱじゃま・ねまき　(　　)

(4) たいこ・はあもにか　(　　)

(5) ようかん・きゃらめる　(　　)

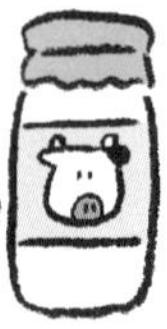
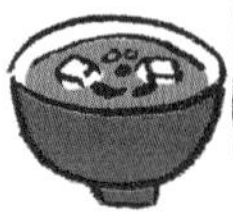
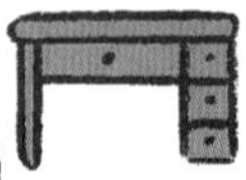

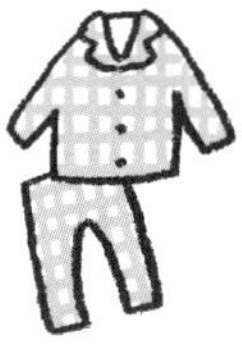
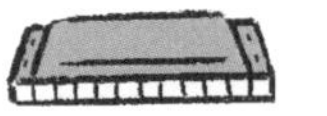
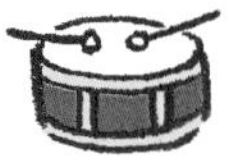
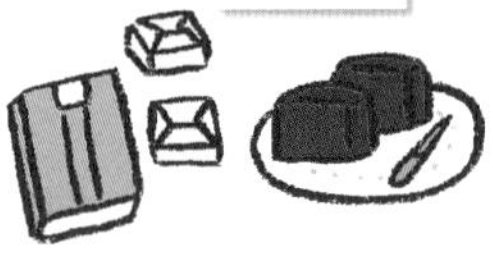

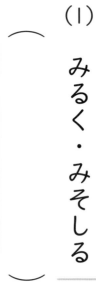

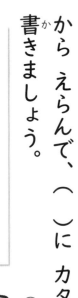

わくわく情報《じょうほう》　モヤシは，ダイズや　ムギなどを　光《ひかり》に　あてないように　して，めを　出させた　ものだよ。

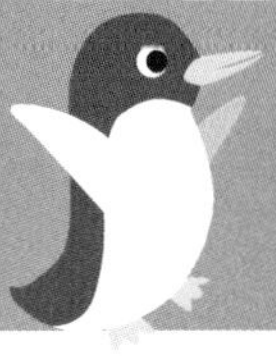

カタカナで書《か》く ことば(2)

※教科書《きょうかしょ》によって1学きに学しゅうしていないところもあります。

学しゅう日　月　日　とく点　点

1

｜《せん》の どうぶつの 鳴《な》き声《ごえ》や、いろいろな ものの 音を、（ ）に カタカナで 書《か》きましょう。（一つ 8点）

(1) 犬が わんわん ほえる。
（　　　）

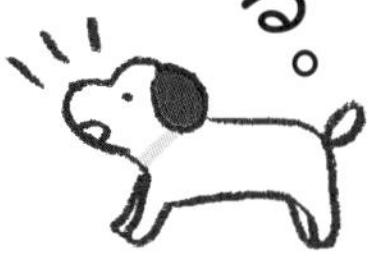

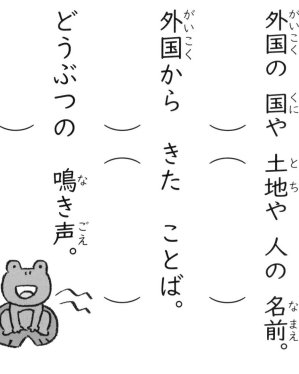

(2) すずめが ちゅんちゅん 鳴《な》く。
（　　　）

(3) ドアを とんとん たたく。
（　　　）

(4) 雨が ざあざあ ふる。
（　　　）

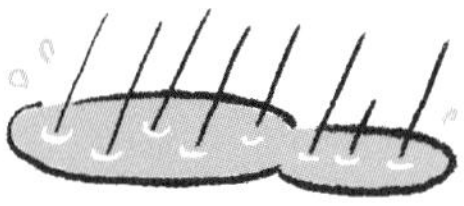

(5) コップが がちゃんと われる。
（　　　）

2

「　」の ことばを あとの (1)〜(4)に 分《わ》けて、（ ）に カタカナで 書《か》きましょう。（一つ 10点）

かたかた・ふらんす・ろけっと・えじそん・けろけろ・でぱあと

(1) 外国《がいこく》の 国《くに》や 土地《とち》や 人の 名前《なまえ》。
（　　　）（　　　）

(2) 外国《がいこく》から きた ことば。
（　　　）（　　　）

(3) どうぶつの 鳴《な》き声《ごえ》。
（　　　）

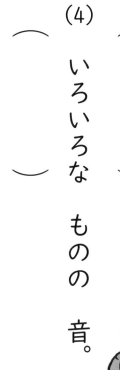

(4) いろいろな ものの 音。
（　　　）

おもしろことばメモ　ヒトデは，人の 手に 形《かたち》が にて いる ことから，この 名前《なまえ》に なったとも いわれて いるよ。

文の 組《く》み立《た》て(1)

学しゅう日 月 日　とく点 点

1 絵《え》を 見て、もんだいに 答《こた》えましょう。（一つ10点）

(1) 何《なに》が とんで いますか。
「何《なに》が」に あたる ことばに、線《せん》を 引《ひ》きましょう。

［ちょうが とぶ。］

(2) 何《なに》が およいで いますか。
「何《なに》が」に あたる ことばに、線《せん》を 引《ひ》きましょう。

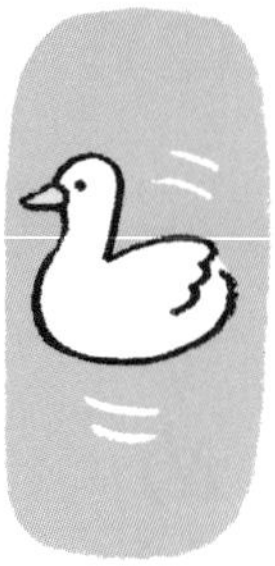

［あひるが およぐ。］

(3) だれが 走《はし》って いますか。
「だれが」に あたる ことばに、線《せん》を 引《ひ》きましょう。

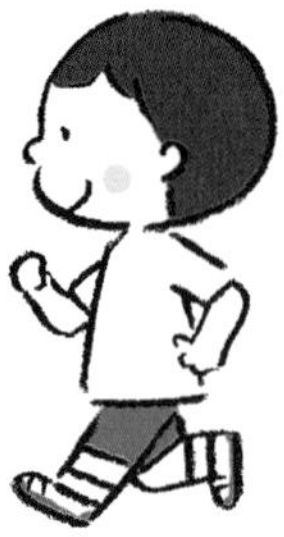

［男の子が 走《はし》る。］

2 「何《なに》が」「だれが」に あたる ことばを 書《か》きましょう。（一つ14点）

(1) はとが とぶ。
（□□が）

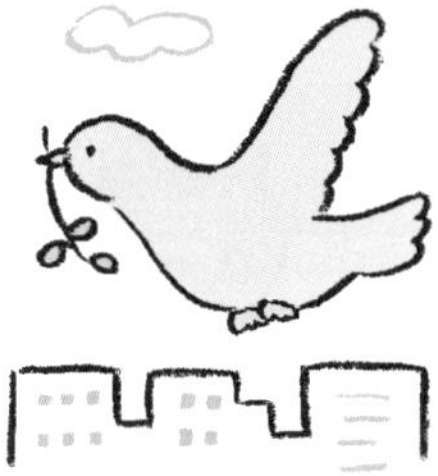

(2) めだかが およぐ。
（　　　）

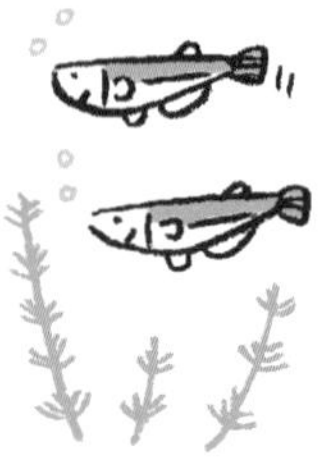

(3) うさぎが はねる。
（　　　）

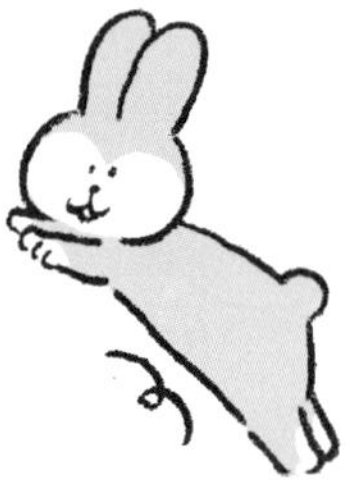

(4) 女の子が 歌《うた》う。
（　　　）

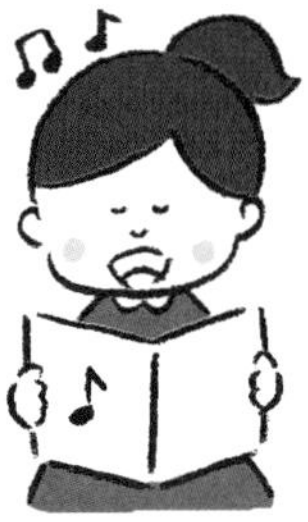

(5) 男の子が およぐ。
（　　　）

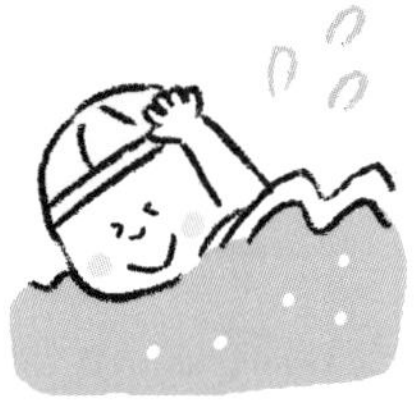

わくわく情報　ほとんどの ほにゅうるいの 首《くび》の ほねの 数《かず》は，7こだよ。人間《にんげん》の 首《くび》も，中の ほねの 数《かず》は，同《おな》じ 7こだよ。

文の 組《く》み立《た》て(2)

学しゅう日　月　日　とく点　点

1 絵《え》を 見て、もんだいに 答《こた》えましょう。（一つ10点）

(1) はとは、どうして いますか。「どうする」に あたる ことばに、―《せん》を 引《ひ》きましょう。

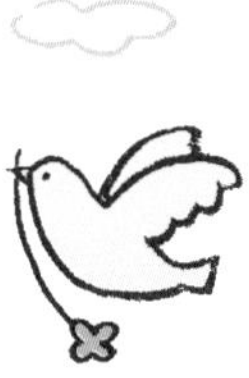

［はとが とぶ。］

(2) 外《そと》は どんなですか。「どんなだ」に あたる ことばに、―《せん》を 引《ひ》きましょう。

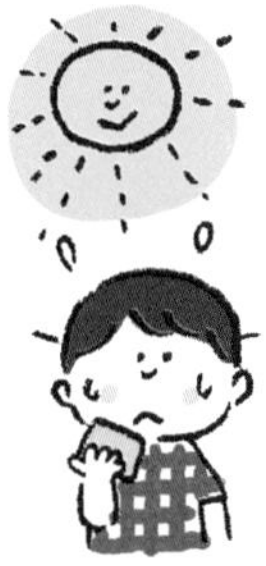

［外《そと》は あつい。］

(3) かぶとむしは、何《なん》ですか。「何《なん》だ」に あたる ことばに、―《せん》を 引《ひ》きましょう。

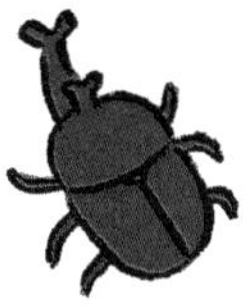

［かぶとむしは こん虫だ。］

2 □に あたる ことばを 書《か》きましょう。（一つ14点）

(1) 男の子が 走《はし》る。 どうする　（　　　　）

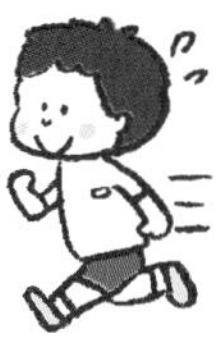

(2) うさぎが はねる。 どうする　（　　　　）

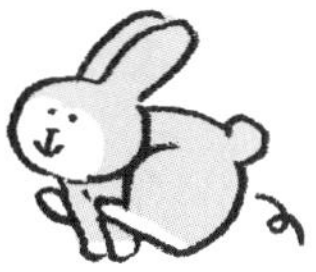

(3) かばんが かるい。 どんなだ　（　　　　）

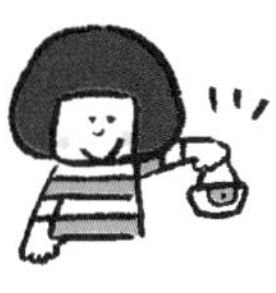

(4) 太《たい》ようが まぶしい。 どんなだ　（　　　　）

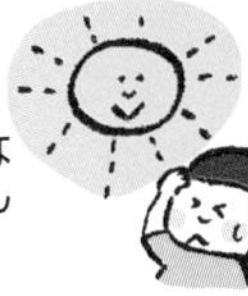

(5) バナナは くだものだ。 何《なん》だ　（　　　　）

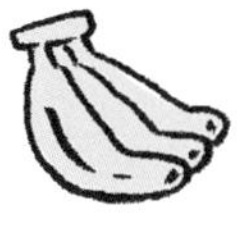

おもしろことばメモ　ノコギリソウは，はっぱが のこぎりの はのように ぎざぎざして いるから，こう いう 名前《なまえ》に なったよ。

二年生の かん字(2)

学しゅう日　月　日　とく点　点

1 ——線《せん》の かん字に 気を つけて 文を 読《よ》み、読《よ》みがなを 書《か》きましょう。（ぜんぶで 25点）

会（かい）社《しゃ》に 行（い）く お父《とう》さんに、元（げん）気《き》よく 大きな 声（こえ）で、「いってらっしゃい。」と 言（い）う。

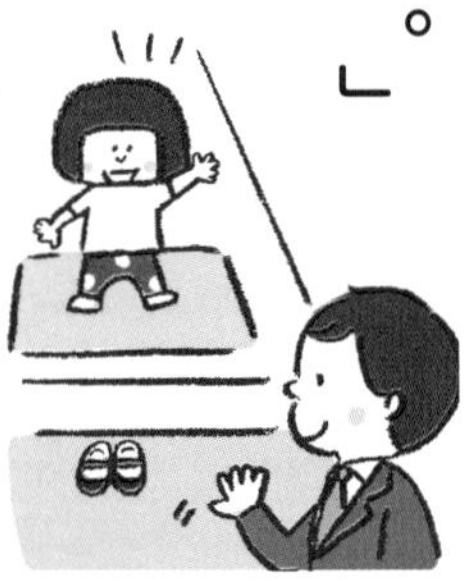

2 ——線《せん》の かん字の 読《よ》みがなを 書《か》きましょう。（一つ 5点）

(1) 会社《しゃ》（　）

(2) 行く（　）

(3) 元気（　）

(4) 言う（　）

(5) 大きな 声（　）。

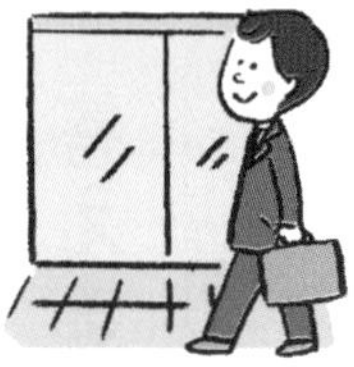

3 書《か》きじゅんに 気を つけて 書《か》きましょう。（ぜんぶで 25点）

会　よみかた　カイ・〈エ〉・あ(う)

元　よみかた　ゲン・ガン・もと

言　よみかた　ゲン・ゴン・い(う)・こと

行　よみかた　コウ・ギョウ・〈アン〉・い(く)・ゆ(く)・おこな(う)

声　よみかた　セイ・〈ショウ〉・こえ・〈こわ〉

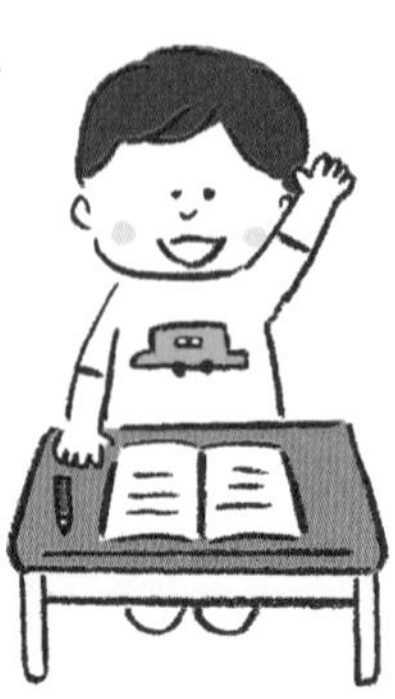

4 □に かん字を 書《か》きましょう。（一つ 5点）

(1) 大きな □《こえ》。

(2) □《げん》□《き》 よく □《い》う。

(3) □《かい》社《しゃ》に □《い》く。

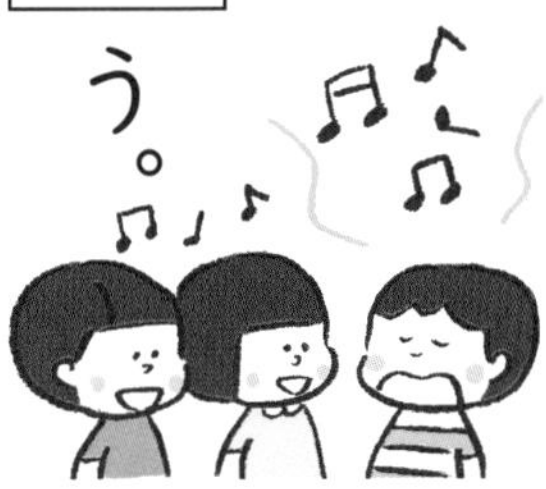

おもしろことばメモ

「林」の 字は,「木」が 立ちならんで いる こと,「森」は, さらに 木が 多《おお》く しげって いる ことを あらわした 字だよ。

丸《まる》・点《てん》・かぎ(1)

学しゅう日　月　日　とく点　点

1 文の　おわりには、丸《まる》(。)を　つけます。つぎの　文を　読《よ》んで、丸《まる》(。)を　書《か》きましょう。 ((1)5点、(2)〜(6)一つ　7点)

(1) きょう、プールに　行《い》く。

(2) ぼくは、まん画《が》が　すきだ

(3) 朝《あさ》、ラジオ体《たい》そうを　した

(4) 弟《おとうと》と　家《いえ》で　あそんだ

(5) きのう、雨が　ふりました

(6) 歩《ある》いて　いたら、犬に　ほえられた

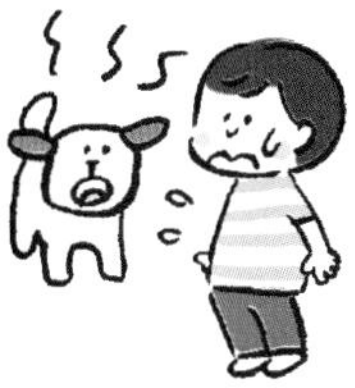

2 文の　おわりに　気を　つけて、丸《まる》(。)を　三つ　つけましょう。 (一つ　10点)

(1) 工作《こうさく》の　時間《じかん》、ねん土で
どうぶつを　作《つく》りました
ぼくは、ぞうを　作《つく》りま
した　いつきくんは、犬
を　作《つく》りました

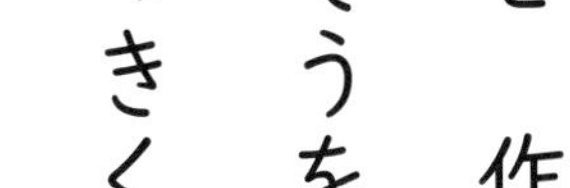

(2) ぼくは、近《ちか》くの　プールに
行《い》きました　はるきくんも
来《き》て　いました　ふたりで
クロールの　れんしゅうを
しました

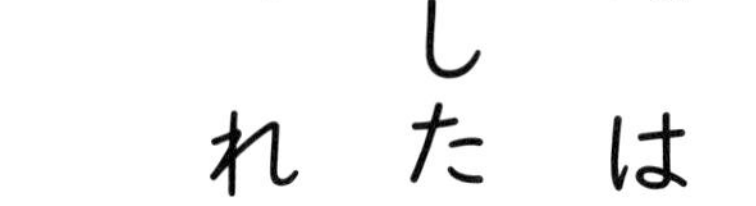

わくわく情報《じょうほう》　はな毛《げ》にも　大じな　やく目が　あるよ。はなから　すいこんだ　空気の　中に　ある　ちりや　ほこりを　とりのぞいて　いるよ。

丸《まる》・点《てん》・かぎ(2)

学しゅう日　月　日　とく点　点

1 いみが きれる ところに、点《てん》(、)を つけます。つぎの 文を 読《よ》んで、点《てん》(、)を 書《か》きましょう。

一つ10点

(1) 弟《おとうと》は、八時《じ》に ねた。

(2) 家《いえ》は 学校の 近《ちか》くに ある。

(3) あす 家《か》ぞくで 出かけます。

(4) 走《はし》ったので のどが からからです。

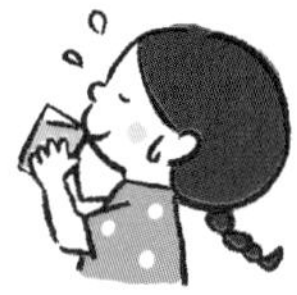

(5) 雨が ふったら しあいは 中止《ちゅうし》です。

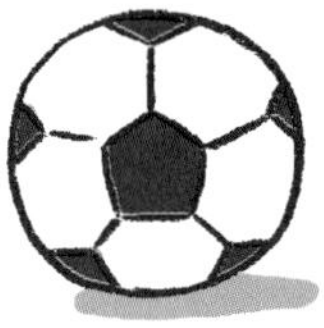

(6) へやに 行《い》って ボールを もって きた。

2 つぎの 文に 点《てん》(、)を つけて、文を 書《か》きましょう。

一つ10点

(1) ぼくは 思《おも》いきり 走《はし》った。

ぼくは、

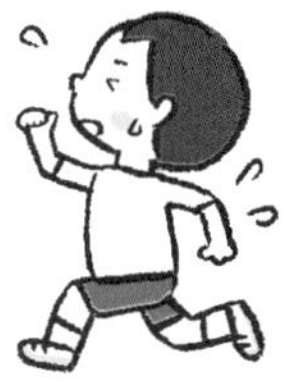

(2) 外《そと》は あつくて あせを かいた。

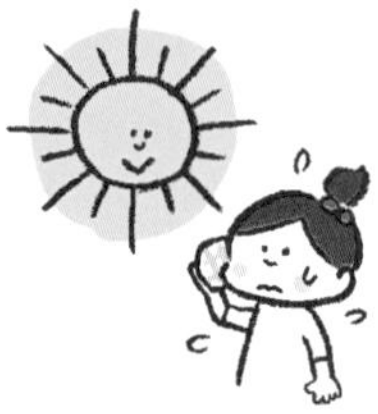

(3) 家《いえ》に 帰《かえ》ると 母《はは》が いた。

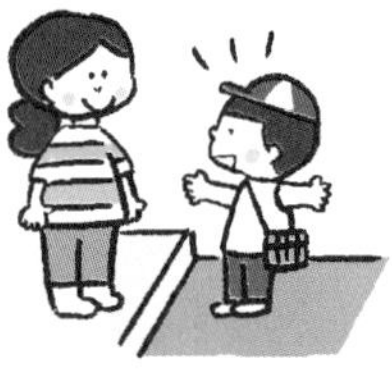

(4) 夜《よる》に なって すずしく なった。

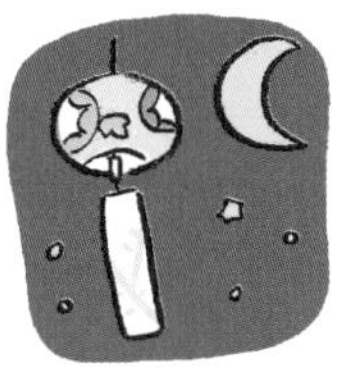

おもしろことばメモ

「はが　立たない（あいての　力が　上で，まったく　かなわない）」など，体《からだ》の　いちぶが　入った　言《い》い方《かた》は　たくさん　あるよ。

丸《まる》・点《てん》・かぎ(3)

学しゅう日　月　日　とく点　点

1 点《てん》(、)を つける ところで、いみが ちがって しまう ことが あります。〈 〉の いみに 合《あ》うように、点《てん》(、)を 書《か》きましょう。（一つ10点）

(1)

きみ、 はしらないか。
〈はしろうと さそう。〉

きみは、 しらないか。
〈しって いるか どうか。〉

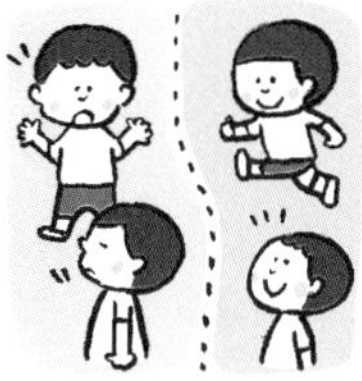

(2)

ぼく ねころんだの。
〈ねころんだ。〉

ぼくね ころんだの。
〈ころんだ。〉

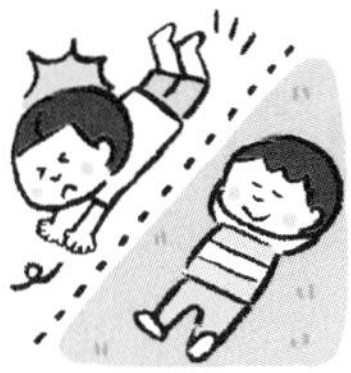

(3)

ここで はブラシを 買《か》う。
〈はブラシを 買《か》う。〉

ここでは ブラシを 買《か》う。
〈ブラシを 買《か》う。〉

2 つぎの 文を、〈 〉の いみに なるように、点《てん》(、)を 一つずつ つけて、文を 書《か》きましょう。（一つ10点）

(1) ぼくねころんだの。

① 〈ねころんだ。〉
（　　　　）

② 〈ころんだ。〉
（　　　　）

(2) ここではきものを買《か》う。

① 〈はきものを 買《か》う。〉
（　　　　）

② 〈きものを 買《か》う。〉
（　　　　）

わくわく情報《じょうほう》　トビウオには つばさは ないけれど，むなびれを つかって グライダーのように 空中を とぶよ。

丸《まる》・点《てん》・かぎ(4)

学しゅう日　月　日　とく点　点

1 人が 話《はな》した ことば(会話《かいわ》)には、かぎ(「 」)を つけます。文しょうを 読《よ》んで、かぎ(「 」)を 書《か》きましょう。（一つ15点）

(1) おねえさんが、「おはよう。」と 言《い》いました。

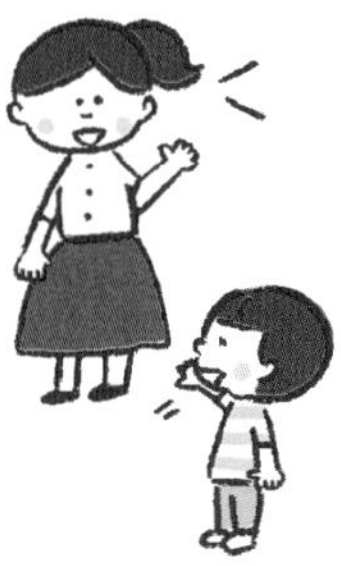

(2) 早く 帰《かえ》ろう。と、弟《おとうと》が 言《い》った。

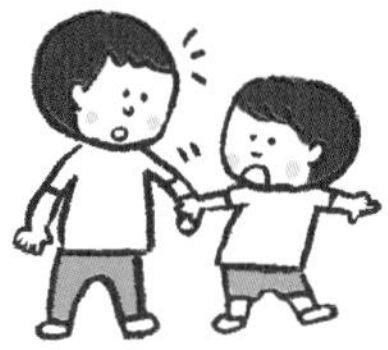

(3) プールに 行《い》こう。と、なおきが 言《い》いに 来《き》た。

(4) 帰《かえ》る とき、さくらが、また、あしたね。と 言《い》いました。

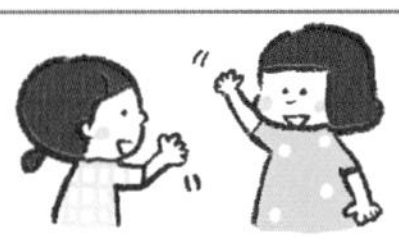

2 つぎの［ ］の 文しょうに、かぎ(「 」)を 一組《くみ》 つけて、文しょうを 書《か》きかえましょう。（一つ20点）

(1) はやとが、かにだ。と言《い》った。

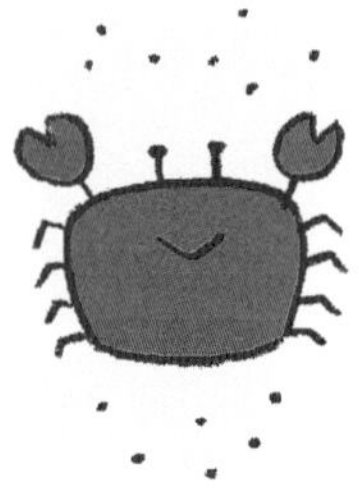

一ますあける。

「

(2) 早く行《い》こう。と、姉《あね》が言《い》った。

「親子《おやこ》どんぶり」は，ニワトリの 肉《にく》（親《おや》）と たまご（子）を つかって いる ことから，この 名前《なまえ》が ついたよ。

二年生の かん字(3)

学しゅう日　月　日　とく点　点

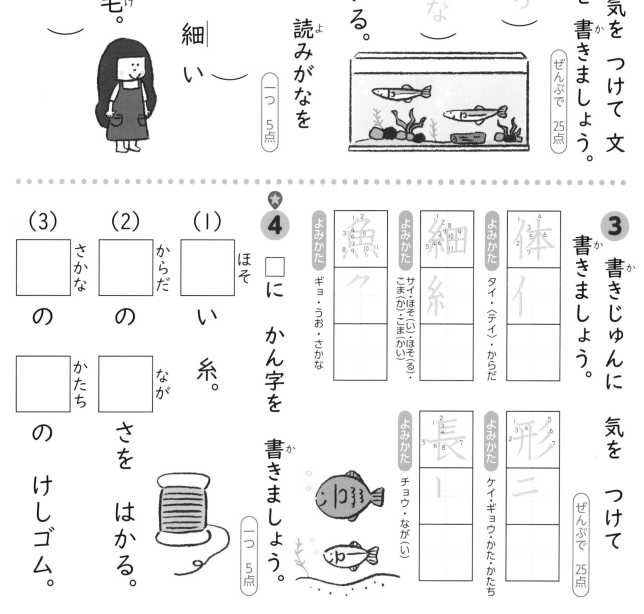

1 ――《せん》の かん字に 気を つけて 文を 読《よ》み、読《よ》みがなを 書《か》きましょう。（ぜんぶで 25点）

体（からだ）の 形（かたち）が 細長（ほそなが）い 魚（さかな）を 二ひき かって いる。

2 ――《せん》の かん字の 読《よ》みがなを 書《か》きましょう。（一つ 5点）

(1) 体（　　）つき

(2) 細（　　）い

(3) 長（　　）い かみの毛《け》。

(4) 魚（　　）の 形（　　）。

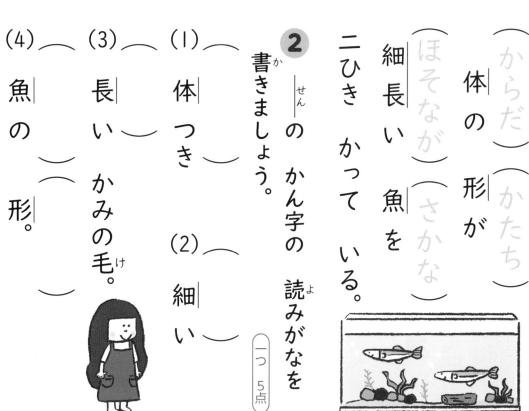

3 書《か》きじゅんに 気を つけて 書《か》きましょう。（ぜんぶで 25点）

体　よみかた　タイ・〈テイ〉・からだ

細　よみかた　サイ・ほそ(い)・ほそ(る)・こま(か)・こま(かい)

魚　よみかた　ギョ・うお・さかな

形　よみかた　ケイ・ギョウ・かた・かたち

長　よみかた　チョウ・なが(い)

4 □に かん字を 書《か》きましょう。（一つ 5点）

(1) □《ほそ》い 糸。

(2) □《からだ》の □《なが》さを はかる。

(3) □《さかな》の □《かたち》の けしゴム。

わくわく情報《じょうほう》　「はり千本」と 言《い》うけれど，魚《さかな》の ハリセンボンの はりの 数《かず》は じっさいには 370本くらいだよ。

14回 ものがたりの 読《よ》みとり(1)

学しゅう日　月　日
とく点　点

1 つぎの □ の 文を 読《よ》んで、もんだいに 答《こた》えましょう。（25点）

たつやが、パンを 食《た》べました。

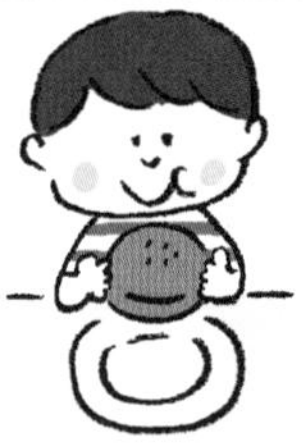

◆ だれが、パンを 食《た》べましたか。

「たつや」が、食《た》べました。

2 つぎの □ の 文を 読《よ》んで、もんだいに 答《こた》えましょう。（25点）

あきらが、せみを 見つけました。

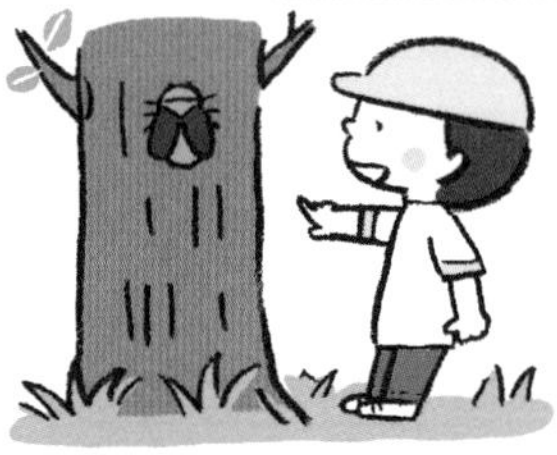

◆ だれが、せみを 見つけましたか。

「　　　」が、見つけました。

3 つぎの □ の 文を 読《よ》んで、もんだいに 答《こた》えましょう。（25点）

ももかが、歌《うた》を 歌《うた》いました。

◆ 歌《うた》を 歌《うた》ったのは、だれですか。

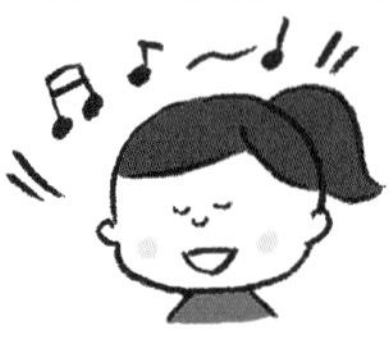

（歌《うた》を 歌《うた》ったのは、）「　　　」です。

☆ 4 つぎの □ の 文を 読《よ》んで、もんだいに 答《こた》えましょう。（25点）

みつきが、紙《かみ》に 絵《え》を かきました。

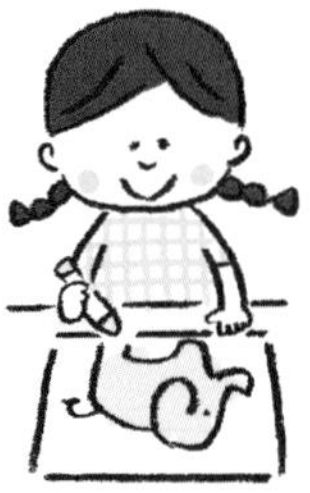

◆ 絵《え》を かいたのは、だれですか。

（絵《え》を かいたのは、）「　　　」です。

おもしろことばメモ　キュウリを まいた のりまきの ことを 「かっぱまき」と いうよ。キュウリは かっぱの こうぶつだと いわれて いるからだよ。

15回 ものがたりの読《よ》みとり(2)

学しゅう日　月　日　とく点　点

1 つぎの［　］の 文を 読《よ》んで、もんだいに 答《こた》えましょう。（25点）

妹《いもうと》が 紙《かみ》に 絵《え》を かきました。

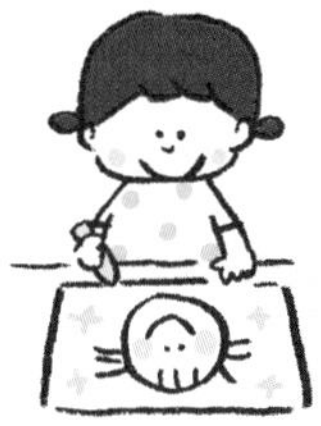

◆ 妹《いもうと》は、何《なに》を かきましたか。

「絵」を かきました。

2 つぎの［　］の 文を 読《よ》んで、もんだいに 答《こた》えましょう。（25点）

ゆうたが、広場《ひろば》で ボールを けりました。

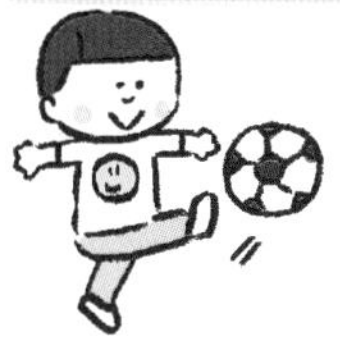

◆ ゆうたは、何《なに》を けりましたか。

「□□□」を けりました。

3 つぎの［　］の 文を 読《よ》んで、もんだいに 答《こた》えましょう。（25点）

お母《かあ》さんは、店《みせ》で たまごを 買《か》いました。

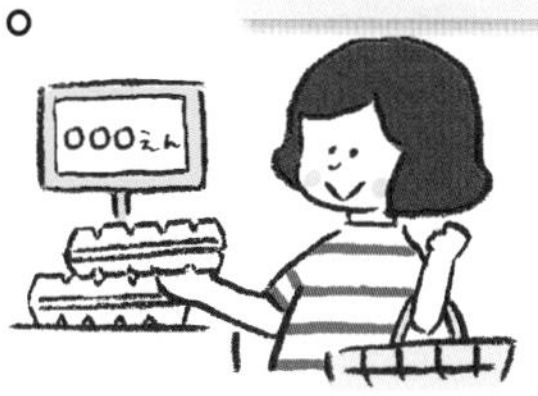

◆ お母《かあ》さんは、どこで たまごを 買《か》いましたか。

「□」で 買《か》いました。

4 つぎの［　］の 文を 読《よ》んで、もんだいに 答《こた》えましょう。（25点）

昼《ひる》から、兄《あに》と ふたりで プールに 行《い》きました。

◆ ふたりで、どこに 行《い》きましたか。

「□」に 行《い》きました。

わくわく情報《じょうほう》　金魚《きんぎょ》の　そせんは　フナ。だから，生まれたばかりの　ときは　フナに　そっくりなんだ。

ものがたりの読《よ》みとり(3)

学しゅう日　月　日　とく点　点

1 つぎの □ の文しょうを 読《よ》んで、もんだいに 答《こた》えましょう。（一つ25点）

> せみが、木に とまりました。あらたは、あみで せみを つかまえました。

(1) せみは、どこに とまりましたか。

□ に とまりました。

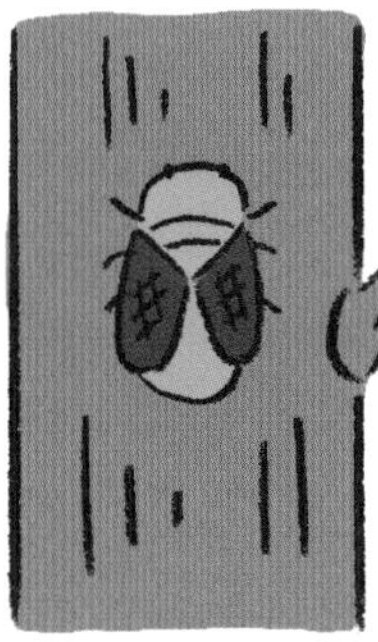

(2) あらたは、あみで 何《なに》を つかまえましたか。

□□ を つかまえました。

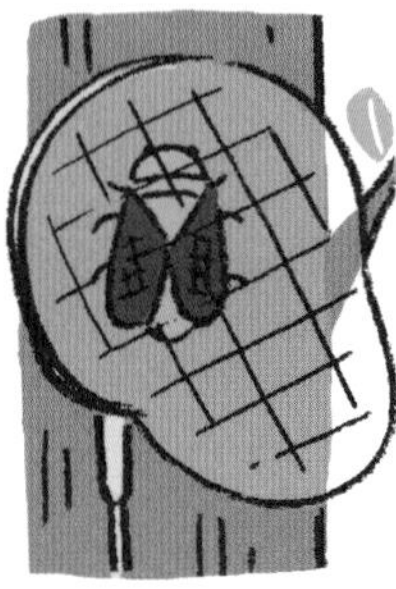

2 つぎの □ の文しょうを 読《よ》んで、もんだいに 答《こた》えましょう。（一つ25点）

> あかりが、にわに 出て いきました。すると、かえるが、池《いけ》に ポチャンと 入りました。

(1) にわに 出て いったのは、だれですか。

（にわに 出て いったのは、）□ です。

(2) かえるは、どこに 入りましたか。

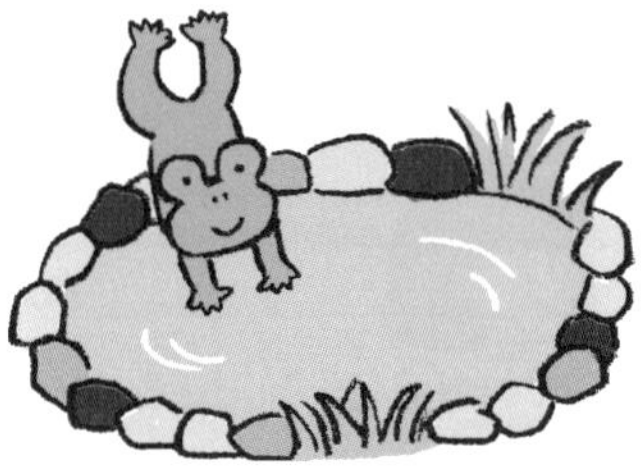

おもしろことばメモ

「かえるの 面《つら》に 水」とは，何《なに》を 言《い》われても，されても へい気で いる たとえだよ。かえるの 顔《かお》に 水を かけても へい気で いる ことから このように いうよ。

二年生の かん字(4)

学しゅう日　月　日　とく点　点

1 ―《せん》の かん字に 気を つけて 文を よみ、よみがなを かきましょう。（ぜんぶで 25点）

図書室（としょしつ）で、お話（はなし）の 本を 読（よ）んだ 後（あと）、かんそう文を 書（か）いた。

2 ―《せん》の かん字の よみがなを かきましょう。（一つ 5点）

(1) 図書室（としょしつ）

(2) 話（　　）を する。

(3) 読（　　）む

(4) 後（　　）もどり

(5) 書（　　）く

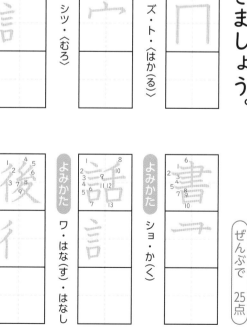

3 かきじゅんに 気を つけて かきましょう。（ぜんぶで 25点）

図　よみかた　ズ・ト・〈はか(る)〉

室　よみかた　シツ・〈むろ〉

読　よみかた　ドク・トク・トウ・よ(む)

書　よみかた　ショ・か(く)

話　よみかた　ワ・はな(す)・はなし

後　よみかた　ゴ・コウ・のち・あと・うし(ろ)・〈おく(れる)〉

4 □に かん字を かきましょう。（一つ 5点）

(1) □《あと》で 名前《なまえ》を □《か》く。

(2) 長《なが》い □《はなし》を □《よ》む。

(3) □□□《としょしつ》に 入る。

わくわく情報《じょうほう》　タラバガニは　カニでは　なくて，ヤドカリの　なかまだよ。

せつ明文《めいぶん》の 読《よ》みとり(1)

学しゅう日　月　日　とく点　点

1 つぎの　の 文しょうを 読《よ》んで、もんだいに 答《こた》えましょう。 30点

コアラは、昼《ひる》の 間《あいだ》、木の 上で ねて います。朝《あさ》や 夕方《ゆうがた》に なると うごきまわります。

◆ 何《なに》に ついて 書《か》かれて いますか。

□□□の 一日の ようすに ついて。

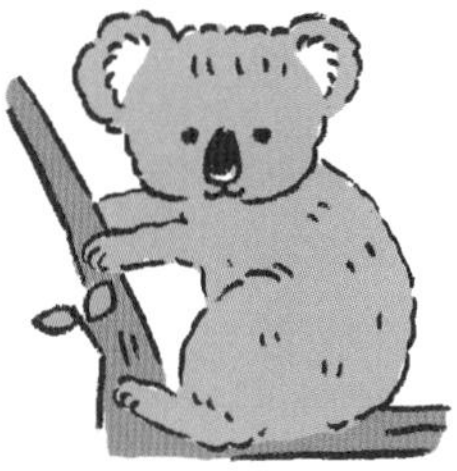

2 つぎの　の 文しょうを 読《よ》んで、もんだいに 答《こた》えましょう。 30点

こうもりには、前《まえ》あしと 後《あと》あし、後《あと》あしから しっぽまで まくが あります。その まくを 広《ひろ》げて、鳥《とり》のように 空を とぶ ことが できます。

◆ 何《なに》に ついて 書《か》かれて いますか。

□□□□が、空を とぶ ことが できる ことに ついて。

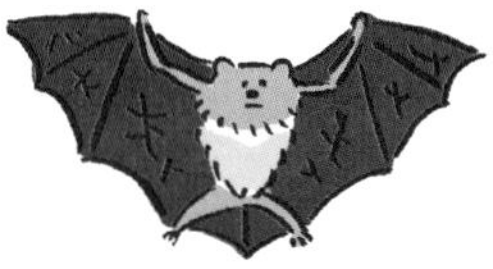

3 つぎの　の 文しょうを 読《よ》んで、もんだいに 答《こた》えましょう。 40点

くじらは、人間《にんげん》と 同《おな》じように はいで いきを します。しおを ふいて いるように 見えるのは、こきゅうした ときに はいた いきが、白く 見えるからです。

◆ 何《なに》に ついて 書《か》かれて いますか。

□の いきの しかたに ついて。

おもしろ ことば メモ　とくべつな 読《よ》み方《かた》の かん字。「大人」は「おとな」,「竹刀」は「しない」と 読《よ》むよ。

せつ明文《めいぶん》の読《よ》みとり(2)

学しゅう日　月　日　とく点　点

1 つぎの　□の　文しょうを　読《よ》んで、もんだいに　答《こた》えましょう。（一つ20点）

ちょうの　よう虫は、しゅるいに　よって、食《た》べる　草木が　ちがって　います。ですから、めすは、よう虫が　食《た》べる　草木に　たまごを　うみつけます。

(1) 何《なに》に　ついて　書《か》かれて　いますか。

［ちょうの　よう虫は　□□□□に　よって　食《た》べる　草木が　ちがう　こと。］

(2) めすは、どこに　たまごを　うみつけますか。

［□□□が　食《た》べる　草木。］

2 つぎの　□の　文しょうを　読《よ》んで、もんだいに　答《こた》えましょう。（一つ20点）

かぶとむしの　おすには、長《なが》くて　大きな　角《つの》が　あります。この　角《つの》で、ほかの　虫を　どかして、木の　しるが　よく　出る　場《ば》しょを　とるのです。

(1) 何《なに》に　ついて　書《か》かれて　いますか。

［かぶとむしの　□に　ついて。］

★(2) かぶとむしが、角《つの》で　ほかの　虫を　どかすのは、なんの　ためですか。

［木の　□が　よく　出る　□を　とる　ため。］

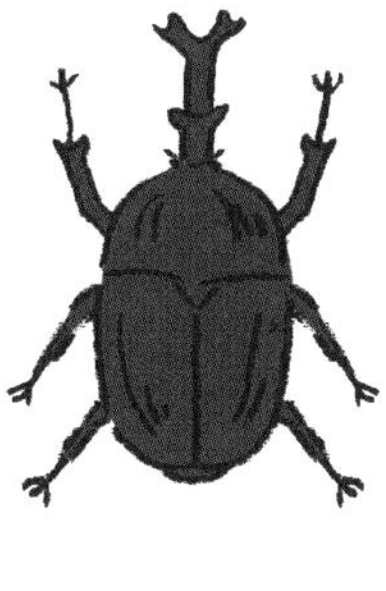

わくわく情報《じょうほう》　犬が　遠《とお》ぼえを　するのは，そせんの　オオカミの　せいしつが　のこって　いるから。なかまに　合図《あいず》を　おくって　いるんだよ。

国語《こくご》 20回

せつ明文《めいぶん》の 読《よ》みとり(3)

学しゅう日　月　日　　とく点　点

1 つぎの □ の 文しょうを 読《よ》んで、もんだいに 答《こた》えましょう。（一つ25点）

ありが、土を かじっては あなから 外《そと》に 出して います。すを つくって いるのです。すの 中は、たくさんの へやに わかれて います。

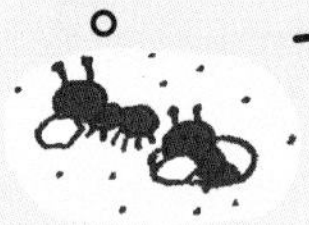

(1) ありが、土を 外《そと》に 出して いるのは なんの ためですか。

「□ を つくる ためです。」

(2) すの 中は、どのような ようすですか。

「□ の へやに わかれて います。」

2 つぎの □ の 文しょうを 読《よ》んで、もんだいに 答《こた》えましょう。（一つ25点）

あさがおの くきは、長《なが》く のびて、つるに なります。つるは 細《ほそ》いので、たおれて しまわないように、まわりの ものに まきつきます。

(1) あさがおの くきは、のびて、何《なに》に なりますか。

「□ に なります。」

★(2) あさがおの つるは、たおれて しまわないように、どうし ますか。

「まわりの ものに □。」

おもしろ ことば メモ　「しあさって」とは，「あさって」の つぎの 日。今日《きょう》を 一日目と すると，四日目に なるよ。

二年生の かん字⑸

学しゅう日　月　日　とく点　点

1 ―線《せん》の かん字に 気を つけて 文しょうを 読《よ》み、読《よ》みがなを 書《か》きましょう。（ぜんぶで 25点）

晴（は）れた 日、公園（こうえん）で 絵（え）を 紙（かみ）に かいた。ふでで 紙に色（いろ）を ぬった。

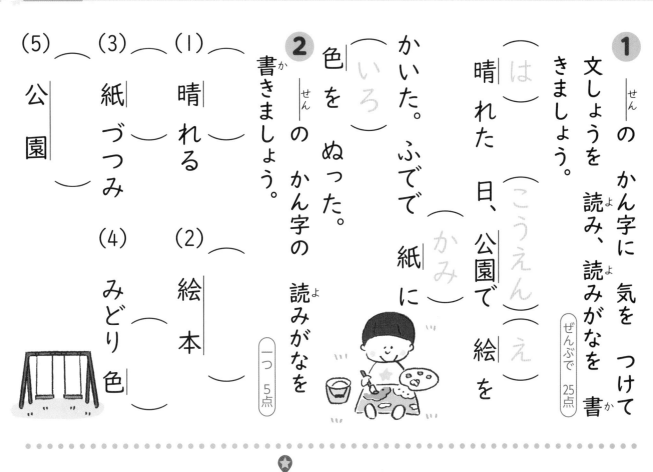

2 ―線《せん》の かん字の 読《よ》みがなを 書《か》きましょう。（一つ 5点）

(1) 晴れる（　　）

(2) 絵本（　　）

(3) 紙づつみ（　　）

(4) みどり色（　　）

(5) 公園（　　）

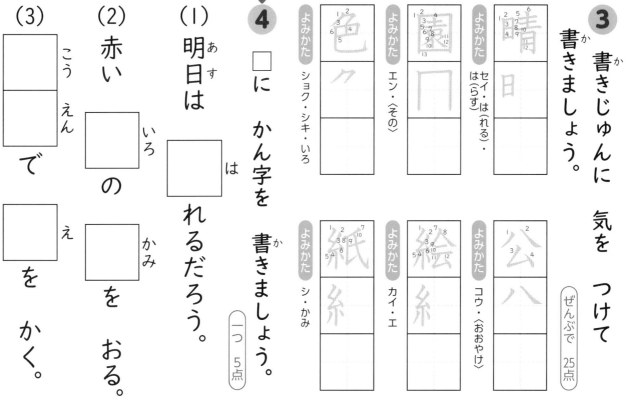

3 書《か》きじゅんに 気を つけて 書《か》きましょう。（ぜんぶで 25点）

かん字	よみかた
晴	セイ・は(れる)・は(らす)
園	エン・〈その〉
色	ショク・シキ・いろ
公	コウ・〈おおやけ〉
絵	カイ・エ
紙	シ・かみ

4 ★ □に かん字を 書《か》きましょう。（一つ 5点）

(1) 明日《あす》は □《は》れるだろう。

(2) 赤い □《いろ》の □《かみ》を おる。

(3) □□《こうえん》で □《え》を かく。

わくわく情報《じょうほう》　ほとんどの 犬は ぜんぶで 18本の ゆびを もって いるよ。前《まえ》あしは それぞれ 5本，後《うし》ろあしは それぞれ 4本だよ。

1 絵に 合うように、「何を」に あたる ことばを、◯で かこみ ましょう。

（1）

（2）

（3）

一つ 15点

（1）ぼくは、
　ボール
を
けりました。

（2）わたしは、
　ケーキ
　すいか
を
食べました。

（3）出かける とき、
　長ぐつ
　ぼうし
を
かぶりました。

2 （　）に 合う ことばを、　から えらんで 書きましょう。

一つ 20点

（1）ぼくは、公園で
（　　　）を 食べました。
ミルク・アイス

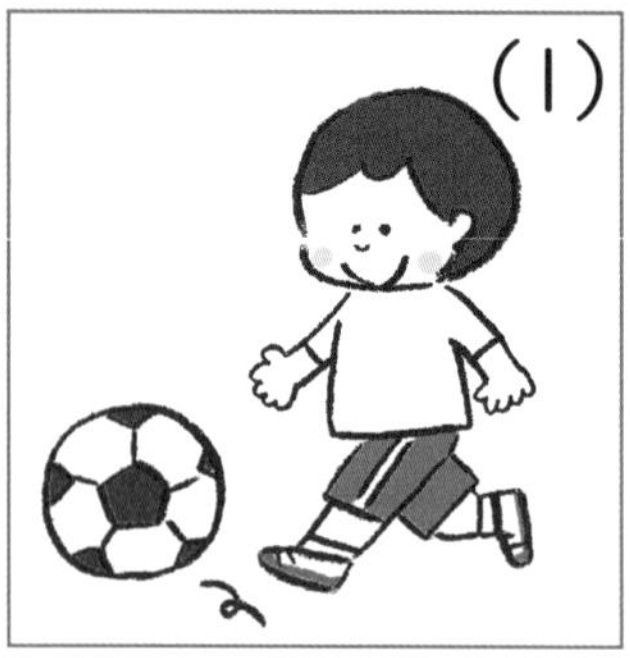

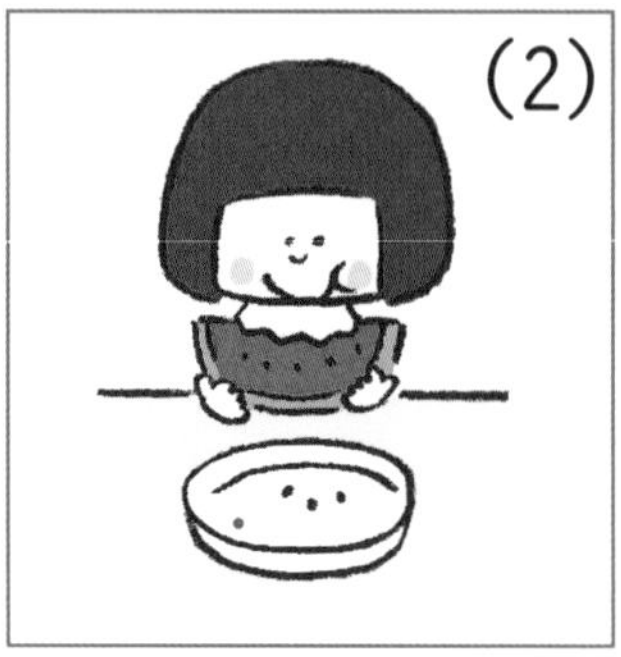

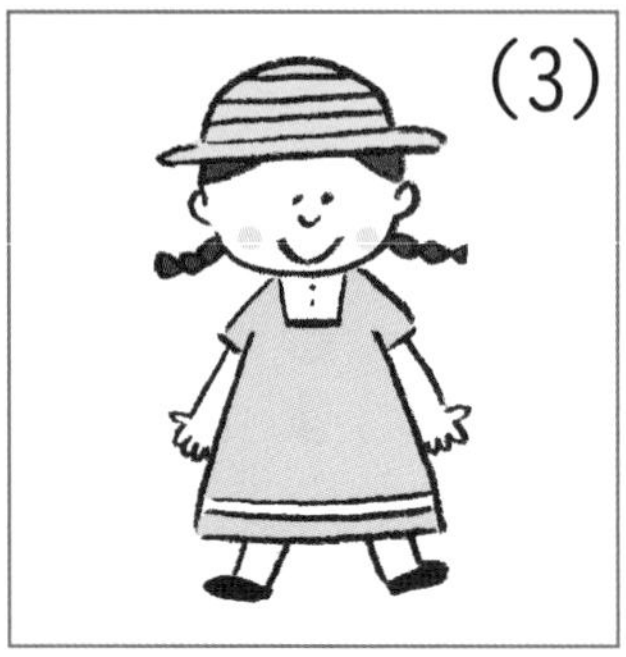

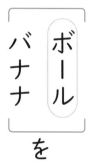

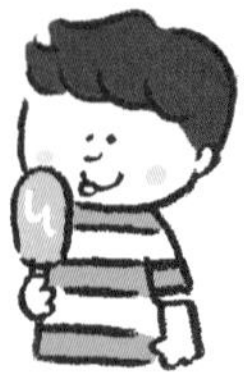

（2）わたしは、はがきに
（　　　）を はりました。
切手・切ぷ

3 （　）に 合う ことばを 考えて 書きましょう。

15点

◆ ぼくは、夜、（何を）
（　　　）を
見ました。

 テッポウウオと いう 魚は，口から 水を てっぽうのように いきおいよく 出して えものを うちおとす ことから，この 名前が ついたよ。

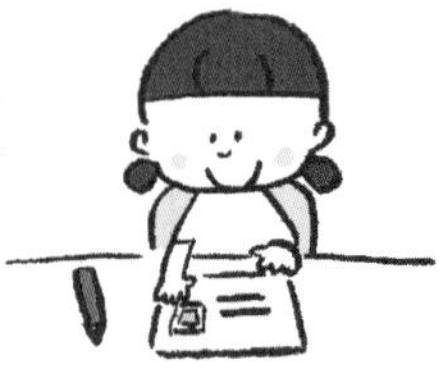

作文《さくぶん》(2)

学しゅう日　月　日　とく点　点

1 絵《え》に 合《あ》うように、「どこで」に あたる ことばを、(　)で かこみましょう。（一つ15点）

(1)
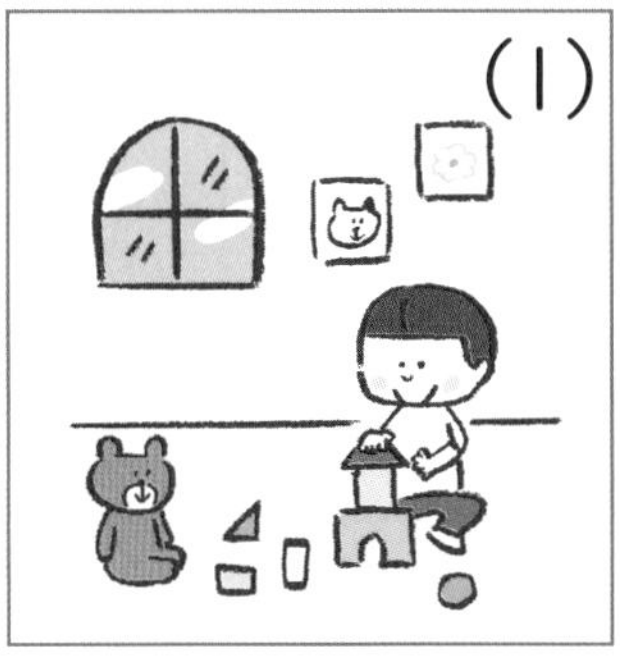

(2)
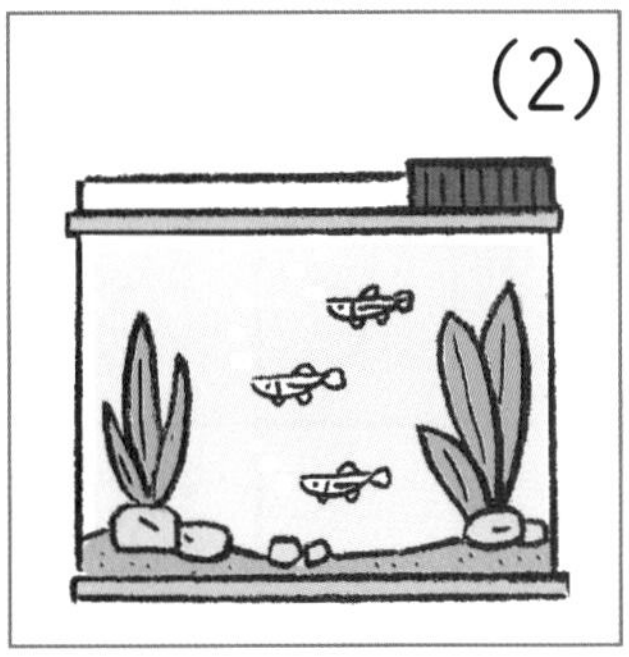

(3)
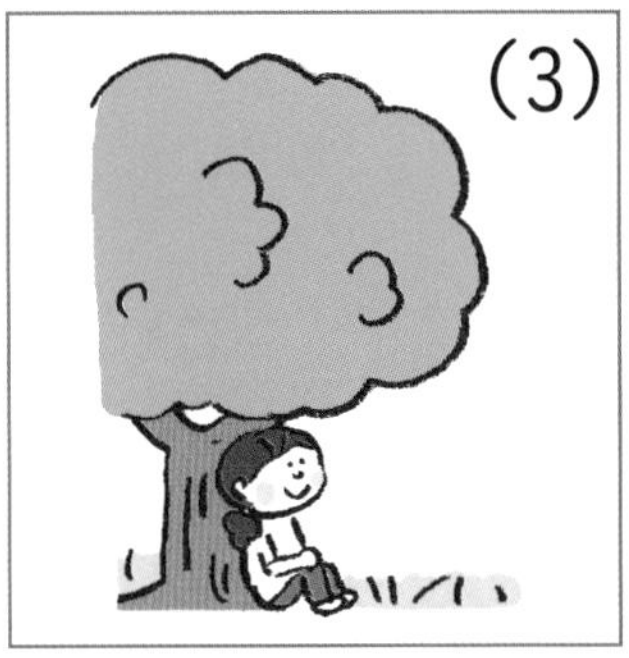

(1) 弟《おとうと》が、［すな場《ば》／へや］で あそんで います。

(2) めだかが、［草むら／水そう］で およいで います。

(3) お母《かあ》さんは、［木かげ／おく上］で 休んで います。

2 (　)に 合《あ》う ことばを、［　］から えらんで 書《か》きましょう。（一つ20点）

(1) ぼくは、(　　　)で 虫を 見つけました。

［原《はら》っぱ・シャツ］

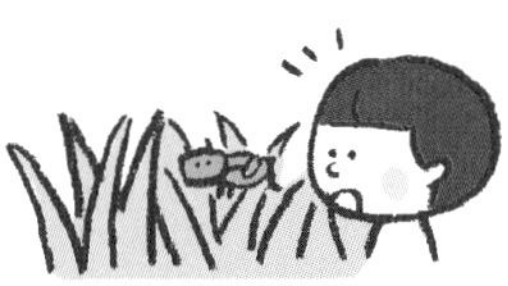

(2) 近《ちか》くの (　　　)で おまつりが ありました。

［金魚《きんぎょ》・じん社《じゃ》］

☆ **3** (　)に 合《あ》う ことばを 考《かんが》えて 書《か》きましょう。（15点）

◆ わたしは、(　　　)で 本を 読《よ》みました。 ▼どこで

おもしろことばメモ　オランウータンとは，マレー語《ご》で 「森の 人」と いう いみ。木の 上で くらし，たいていは 1頭《とう》ずつ はなれて くらして いるよ。

作文《さくぶん》(3)

学しゅう日　月　日　とく点　点

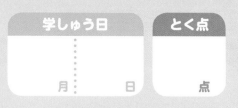

1 作文《さくぶん》の □に 合《あ》う ことばを、「　」から えらんで 書《か》きましょう。（一つ10点）

(1) 「公園《こうえん》・花火・遠足《えんそく》」

　わたしは、夜《よる》、近《ちか》くの□□で□□をしました。

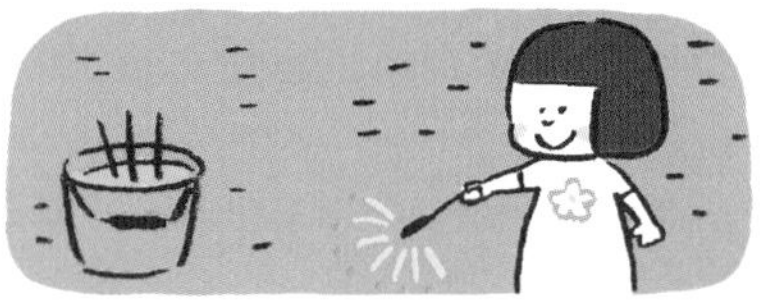

(2) 「魚《さかな》つり・テレビ・キャンプ場《じょう》」

　ぼくは、□□□□□で父《ちち》と□□□をしました。

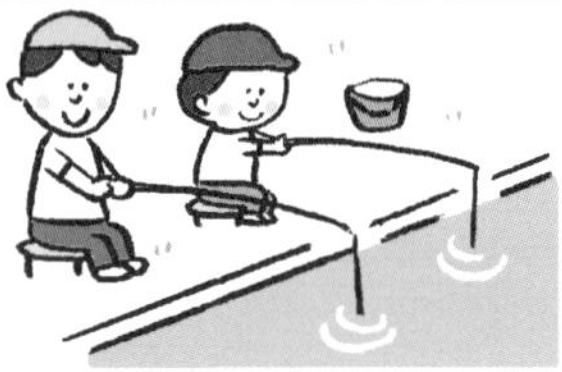

2 （　）に 合《あ》う ことばを 「　」から えらんで 書《か》きましょう。（一つ15点）

◆ 兄《あに》と（▶どこに　）に 行《い》きました。そこで、（▶何《なに》を　）をしました。

「プール・広場《ひろば》・サッカー」

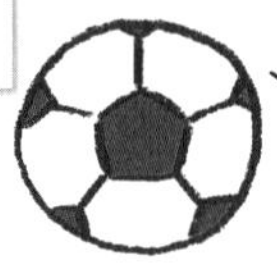

3 （　）に 合《あ》う ことばを 考《かんが》えて 書《か》きましょう。（一つ15点）

◆ ぼくは、（▶どこで　）で（▶何《なに》を　）を見つけました。

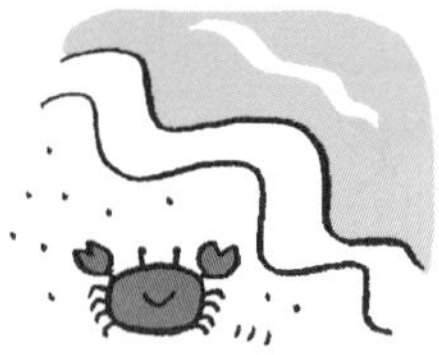

おもしろことばメモ　はじめから　読《よ》んでも　おわりから　読《よ》んでも　同《おな》じ　ことばに　なるよ。「たけやぶやけた」

1学きの まとめ(1)

学しゅう日　　月　　日　　とく点　　点

1 つぎの 文しょうを 読《よ》んで、もんだいに 答《こた》えましょう。

空の 上で、お日さまが
わらいました。
「おや、はるかぜが
ねぼうして いるな。
竹やぶも ①ゆきも
ふきのとうも、みんな
こまって いるな。」
そこで、②みなみを むいて
言《い》いました。
「おうい、はるかぜ。おきなさ
い。」
お日さまに おこされて、
はるかぜは、大きな あくび。

（令和2年度版 光村図書 こくご二上 たんぽぽ 19～20ページより 『ふきのとう』 くどう なおこ）

(1) ①・②の ―《せん》の ことばを、かん字で 書《か》きましょう。（一つ20点）

① ゆき （　　　）　② みなみ （　　　）

(2) お日さまは、どこで わらいましたか。（20点）

［　　　］で わらいました。

(3) ねぼうして いたのは、だれですか。（20点）

［　　　］です。

(4) はるかぜは、おこされて、なにを しましたか。（20点）

［　　　］を しました。

わくわく情報《じょうほう》　ゾウの はなは，いちどに 8リットルくらいの 水を すいこむ ことが できるよ。

1学きの まとめ(2)

学しゅう日　月　日　とく点　点

1 つぎの 文しょうを 読《よ》んで、もんだいに 答《こた》えましょう。

①ちじょうに のびた くきを 食《た》べる やさいには、アスパラガスが あります。アスパラガスは、大きく なりすぎる ②まえの わかい くきを 食《た》べます。大きく なりすぎると、くきが かたく なって、食《た》べられなく なるからです。

はを 食《た》べる やさいには、キャベツが あります。キャベツは、なえの ころには、はを よこに ひろげて います。

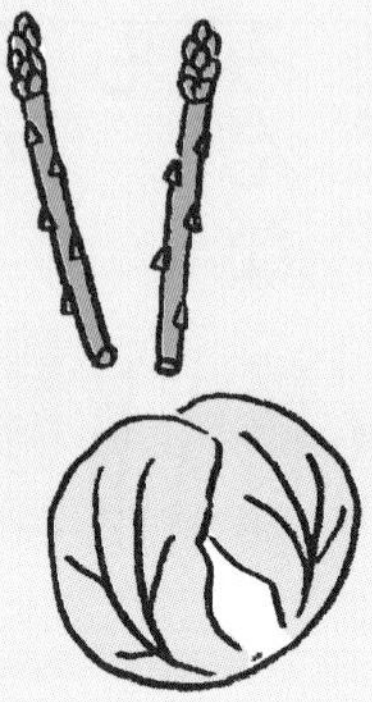

（令和2年度版 学校図書 みんなと学ぶ 小学校こくご二上 97～98ページより『食べるのは、どこ』）

(1) ①・②の ―《せん》の ことばを、かん字で 書《か》きましょう。（一つ20点）

① ちじょう （　　）　② まえ （　　）

(2) 何《なに》に ついて 書《か》かれて いますか。（20点）

□の、食《た》べる ぶぶんに ついて。

(3) 「わかい くきを 食《た》べ」る のは、どうしてですか。（一つ20点）

くきが □ なりすぎると、□ なって、食《た》べられないから。

おもしろ ことば メモ　早口ことば。早口で，3回《かい》 つづけて 言《い》えるかな。「となりの きゃくは よく かき 食《く》う きゃくだ」

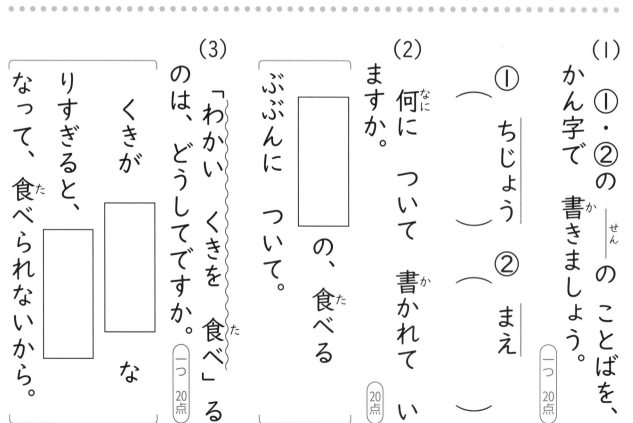

算《さん》数《すう》 22回

1学きの まとめ(2)

学しゅう日	とく点
月　日	点

1 つぎの □に あう ＞か ＜の しるしを かきましょう。

（1つ 10点）

① 380 □ 370　　② 679 □ 697

2 つぎの 計算《けいさん》を しましょう。

（1つ 12点）

① $79 - 24$

② $80 - 16$

③ $43 - 8$

④ $62 - 45$

3 下の テープの 長《なが》さは なん cm なん mm ですか。

（12点）

（テープ）

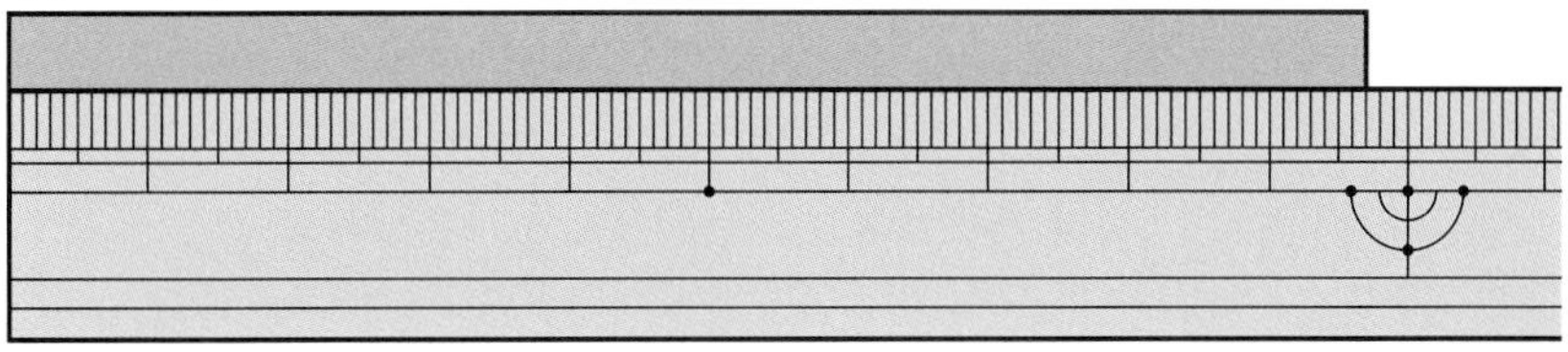

（　　　　　）

4 たかしさんの 組《くみ》の 人数《にんずう》は 34人です。きょう，かぜで 8人が 休みました。きょう，しゅっせきした 人は なん人ですか。

（20点）

しき ＿＿＿＿＿＿＿＿＿＿

答《こた》え ＿＿＿＿＿＿＿＿

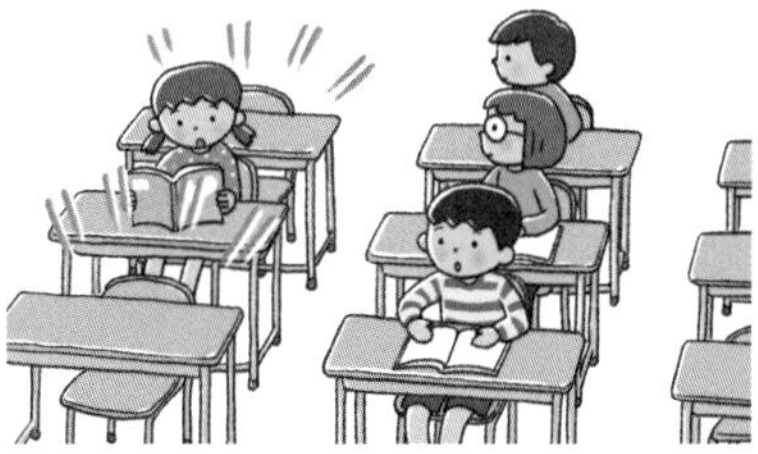

びっくりランキング　日本で 一番《いちばん》 高《たか》い 山は 富士山《ふじさん》で，3776メートル。せかいで 一番《いちばん》 高《たか》い 山は エベレスト（チョモランマ）で，8848メートルだよ。

算数《さんすう》 21回

1学きの まとめ(1)

学しゅう日	とく点
月　日	点

1 つぎの 数《かず》を かきましょう。 （1つ 10点）

① 100を 6つ，10を 3つ，1を 8つ あわせた 数《かず》 （　　　）

② 899より 1 大きい 数《かず》 （　　　）

③ 10を 45 あつめた 数《かず》 （　　　）

2 つぎの 計算《けいさん》を しましょう。 （1つ 10点）

① 70＋60＝

② 150−90＝

3 つぎの 計算《けいさん》を しましょう。 （1つ 10点）

① $$\begin{array}{r} 48 \\ +\ 21 \\ \hline \end{array}$$

② $$\begin{array}{r} 52 \\ +\ \ 9 \\ \hline \end{array}$$

③ $$\begin{array}{r} 37 \\ +\ 27 \\ \hline \end{array}$$

④ $$\begin{array}{r} 26 \\ +\ 44 \\ \hline \end{array}$$

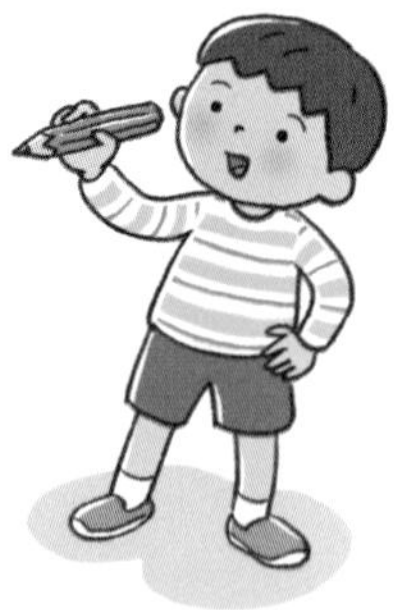

4 25円の ガムと 68円の あめを かいます。あわせて なん円に なりますか。 （10点）

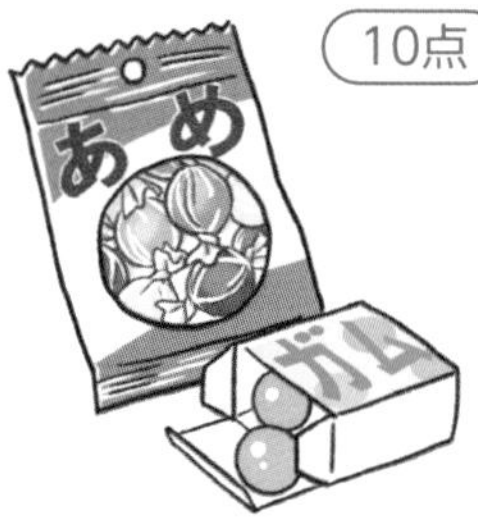

しき ＿＿＿＿＿＿＿＿＿＿

答《こた》え ＿＿＿＿＿＿＿＿

わくわく情報《じょうほう》　ヤドカリは，貝《かい》がらを すみかえる とき，貝《かい》がらの 大きさを はさみで はかるよ。

時《じ》こくと　時間《じかん》(2)

学しゅう日　月　日　　とく点　点

1 左の 時《じ》こくから 右の 時《じ》こくまでの 時間《じかん》を 答《こた》えましょう。

(1つ　10点)

①（午前《ごぜん》）→（午前《ごぜん》）

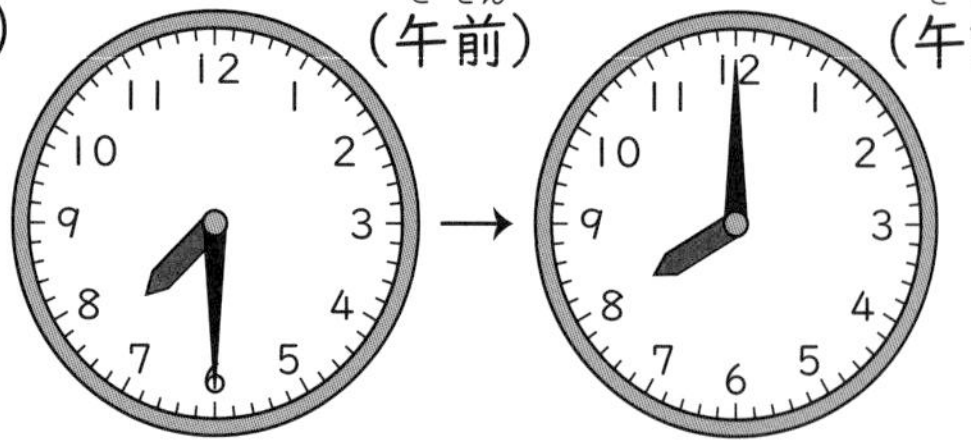

（　30　分《ぷん》）

②（午後《ごご》）→（午後《ごご》）

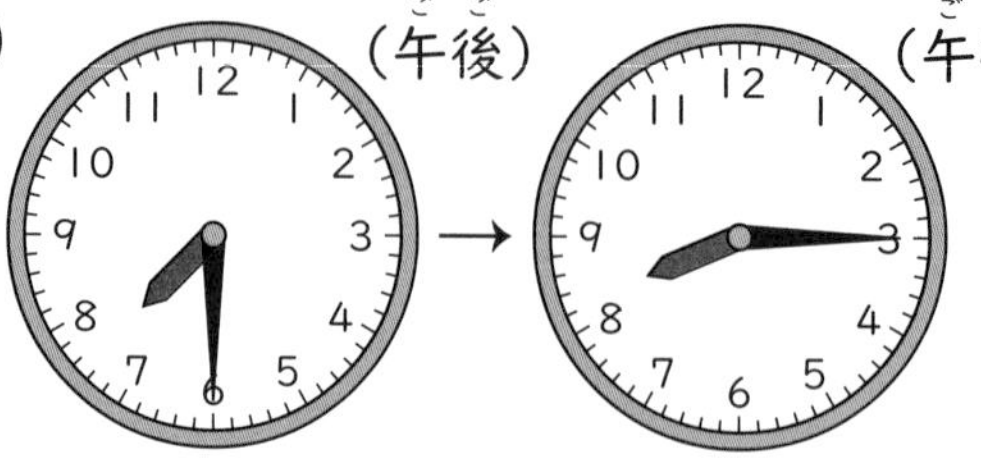

（　　　分《ふん》）

③（午前《ごぜん》）→（午前《ごぜん》）

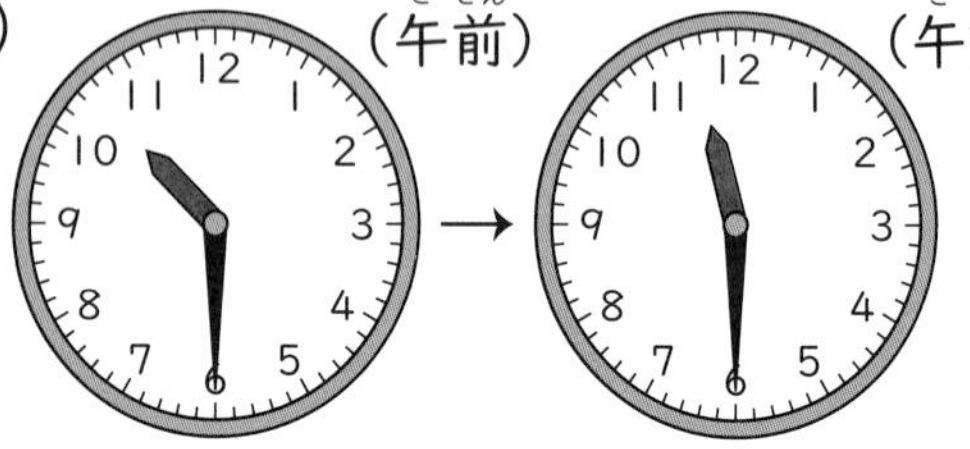

（　1　時間《じかん》）

④（午前《ごぜん》）→（午後《ごご》）

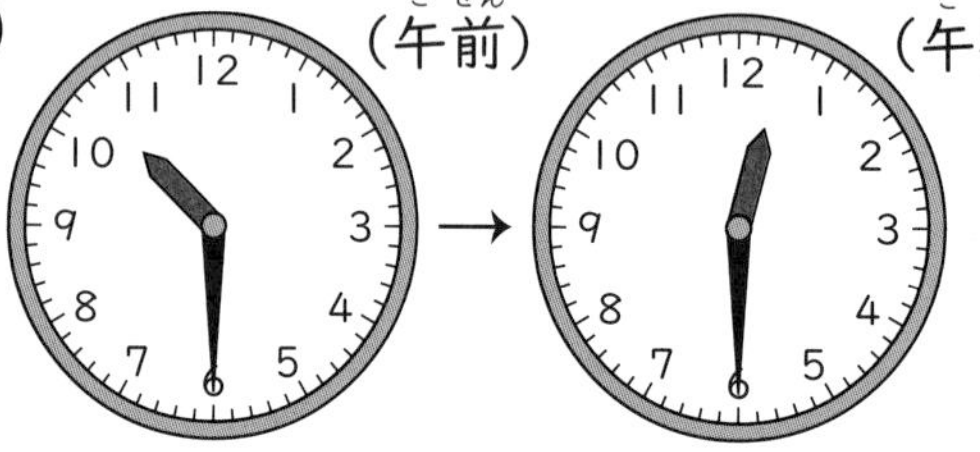

（　　　時間《じかん》）

2 とけいを　見て，□の　時《じ》こくを　答《こた》えましょう。

(1つ　15点)

①（午前《ごぜん》）

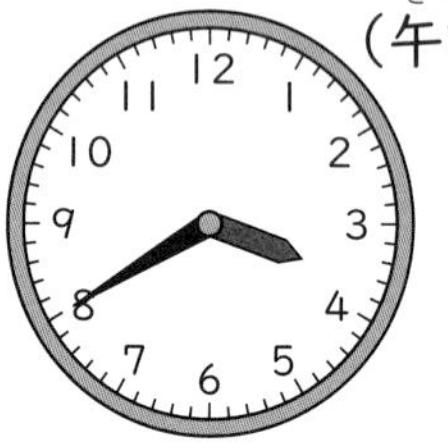

20分《ぷん》あと

（午前《ごぜん》　4　時《じ》）

②（午前《ごぜん》）

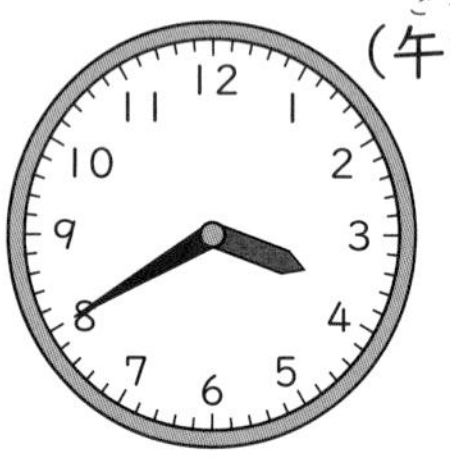

1時間《じかん》あと

（午前《ごぜん》　　時《じ》　　分《ぷん》）

3 いまの　時《じ》こくは，午後《ごご》5時《じ》45分《ふん》です。つぎの　時《じ》こくを答《こた》えましょう。

(1つ　15点)

①　1時間《じかん》まえの　時《じ》こく

（　　　　）

②　30分《ぷん》まえの　時《じ》こく

（　　　　）

（午後《ごご》）

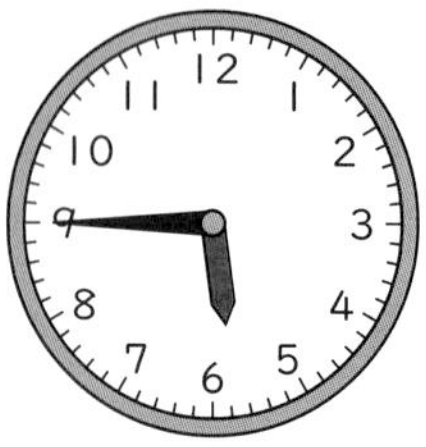

わくわく情報

日本で　はじめて　えんぴつを　つかったのは　徳川家康《とくがわいえやす》と　いわれて　いるよ。その　えんぴつは，オランダ人からの　おくりものだったと　つたえられて　いるよ。

2けたの たし算《ざん》(1)

学しゅう日　月　日　とく点　点

1 つぎの 計算《けいさん》を しましょう。 （1つ 4点）

① 7＋1＝

② 9＋1＝

③ 5＋2＝

④ 7＋2＝

⑤ 6＋3＝

⑥ 5＋4＝

⑦ 6＋5＝

⑧ 7＋6＝

⑨ 6＋8＝

⑩ 4＋9＝

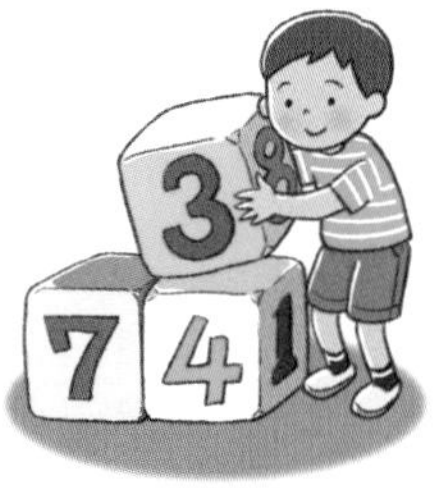

2 つぎの 計算《けいさん》を しましょう。 （1つ 3点）

① 5＋2＝□

②
```
   5
＋ 2
────
  □
```

③ 6＋3＝□

④
```
   6
＋ 3
────
  □
```

3 つぎの 計算《けいさん》を しましょう。 （1つ 4点）

①
```
   3
＋ 4
────
```

②
```
   2
＋ 6
────
```

③
```
   4
＋ 5
────
```

④
```
   5
＋ 3
────
```

⑤
```
   8
＋ 1
────
```

⑥
```
  1 6
＋   2
──────
  1 8
```

⑦
```
  1 6
＋   3
──────
  □□
```

⑧
```
  1 3
＋   4
──────
```

⑨
```
  1 4
＋   4
──────
```

⑩
```
  1 2
＋   4
──────
```

⑪
```
  1 2
＋   5
──────
```

⑫
```
  1 2
＋   7
──────
```

わくわく情報《じょうほう》　つめや ひげは 冬《ふゆ》よりも 夏《なつ》の ほうが よく のびるよ。

算数《さんすう》

5回　2けたの　たし算《ざん》(2)

学しゅう日　月　日

とく点　点

1 つぎの　計算《けいさん》を　しましょう。　(1つ　4点)

① 13 + 5

② 13 + 6

③ 13 + 7

④ 13 + 8

⑤ 14 + 5

⑥ 14 + 6

⑦ 14 + 7

⑧ 14 + 8

⑨ 16 + 4

⑩ 16 + 5

⑪ 18 + 3

⑫ 18 + 6

⑬ 15 + 11

⑭ 14 + 12

⑮ 14 + 15

⑯ 24 + 15

☆2 つぎの　計算《けいさん》を　しましょう。　(1つ　3点)

① 15 + 5

② 25 + 5

③ 16 + 5

④ 15 + 15

⑤ 25 + 15

⑥ 16 + 15

⑦ 24 + 8

⑧ 34 + 8

⑨ 56 + 9

⑩ 24 + 18

⑪ 34 + 28

⑫ 56 + 39

びっくりランキング　キリンは　りくに　すむ　どうぶつの　中で　一番《いちばん》　せが　高《たか》い。大きい　ものでは，あたままでの　高《たか》さが　5メートルいじょうにも　なるよ。

算数《さんすう》　6回

2けたの　たし算《ざん》(3)

学しゅう日　月　日　　とく点　点

1　つぎの　計算《けいさん》を　しましょう。（1つ　3点）

① 30 + 10
② 40 + 50
③ 45 + 14
④ 26 + 33
⑤ 24 + 13
⑥ 34 + 15
⑦ 14 + 16
⑧ 17 + 14
⑨ 29 + 12
⑩ 14 + 56
⑪ 19 + 54
⑫ 58 + 13

2　つぎの　計算《けいさん》を　しましょう。（1つ　4点）

① 16 + 62
② 30 + 40
③ 54 + 20
④ 27 + 42
⑤ 19 + 33
⑥ 18 + 53
⑦ 51 + 19
⑧ 59 + 14
⑨ 37 + 24
⑩ 37 + 53
⑪ 49 + 26
⑫ 67 + 29
⑬ 28 + 65
⑭ 68 + 26
⑮ 34 + 57
⑯ 39 + 59

わくわく情報《じょうほう》　むかしの　お金に　あなの　あいた　ものが　多《おお》いのは，あなに　ひもを　通《とお》して　もちはこんだからなんだ。

くもんの小学生向け学習書

くもんの学習書には、「ドリル」「問題集」「テスト」「ワーク」があり、課題や目標にあわせてぴったりの1冊と出合うことができます。

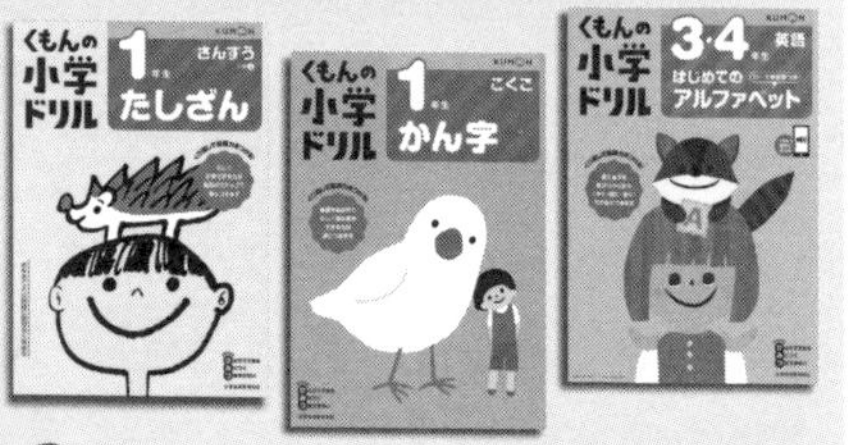

くもんのドリル

- 独自のスモールステップで配列された問題と繰り返し練習を通して、やさしいところから到達目標まで、テンポよくステップアップしながら力をつけることができます。
- 書き込み式と1日単位の紙面構成で、毎日学習する習慣が身につきます。

くもんの問題集

- たくさんの練習問題が、効果的なグルーピングと順番でまとまっている本で、力をしっかり定着させることができます。
- 基礎～標準～発展・応用まで、目的やレベルにあわせて、さまざまな種類の問題集が用意されています。

くもんのテスト

- 力が十分に身についているかどうかを測るためのものです。苦手がはっきりわかるので、効率的な復習につなげることができます。

くもんのワーク

- 1冊の中でバリエーションにとんだタイプの問題に取り組み、はじめての課題や教科のわくにおさまらない課題でも、しっかり見通しを立て、自ら答えを導きだせる力が身につきます。

2022年1月現在

「お子さまが自分自身で解き進められる」
次の一歩につながるこのことを、
くもんの学習書は大切にしています。

くもんのドリル

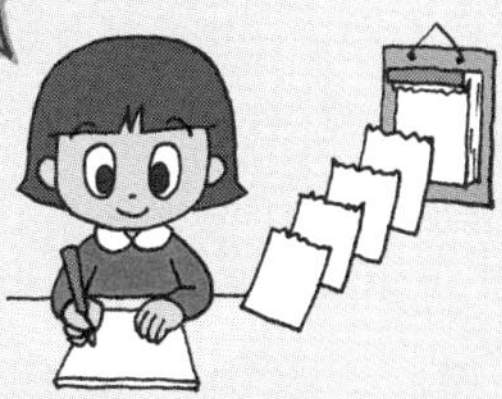

- 小学ドリルシリーズ　国／算／英
- にがてたいじドリルシリーズ　国／算
- いっきに極めるシリーズ　国／算／英
- 夏休みドリルシリーズ　国・算・英
- 夏休みもっとぐんぐん復習ドリルシリーズ　国／算
- 総復習ドリルシリーズ　国・算・英・理・社※1・2年生はせいかつ
- 文章題総復習ドリルシリーズ　国・算

くもんの問題集

- 集中学習 ぐ～んと強くなるシリーズ　国／算／理／社
- 算数の壁をすらすら攻略シリーズ（大きなかず／とけい など）
- おさらいできる本シリーズ　算(単位／図形)

くもんのテスト

- 小学ドリル 学力チェックテストシリーズ　国／算／英

くもんのワーク

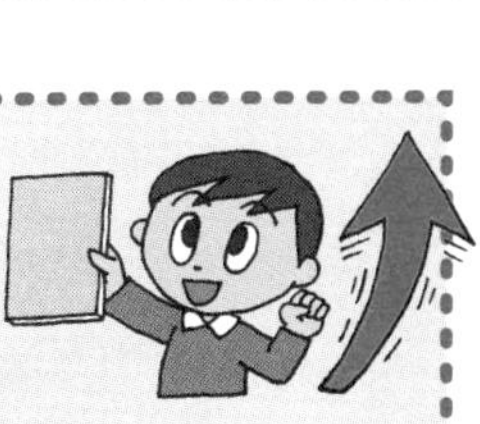

- 読解力を高める ロジカル国語シリーズ
- 小学1・2年生のうちにシリーズ　理／社
- 思考力トレーニングシリーズ　算・国

くもんの小学生向け学習書
くわしくはこちら

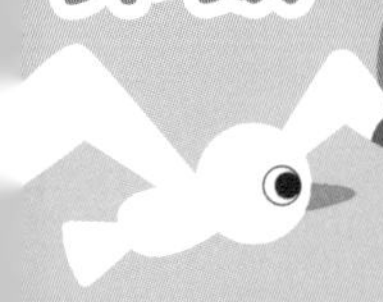

7回 2けたの たし算《ざん》(4)

学しゅう日 月 日　とく点 点

1 おはじきを はなさんは 23こ，ゆりさんは 15こ もって います。おはじきは あわせて なんこ ありますか。□に あう 数《かず》を かきましょう。（①□1つ 5点・しき 10点・答《こた》え 10点）

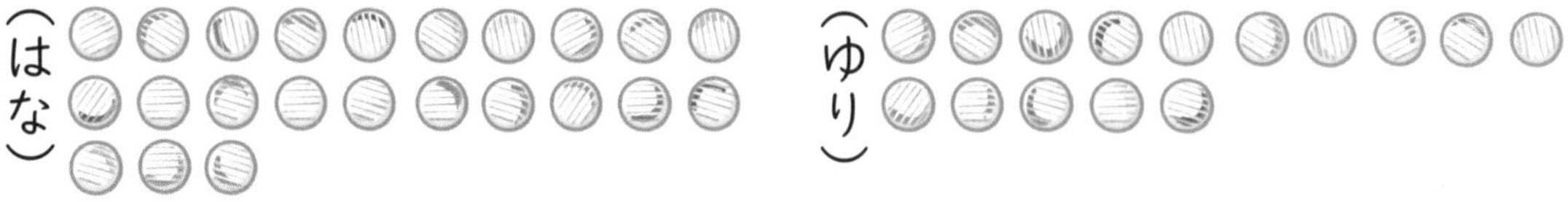

① はなさんの [23] こと ゆりさんの □ こを たします。

② しき [23] ＋ □ ＝ □

③ 答《こた》え □ こ

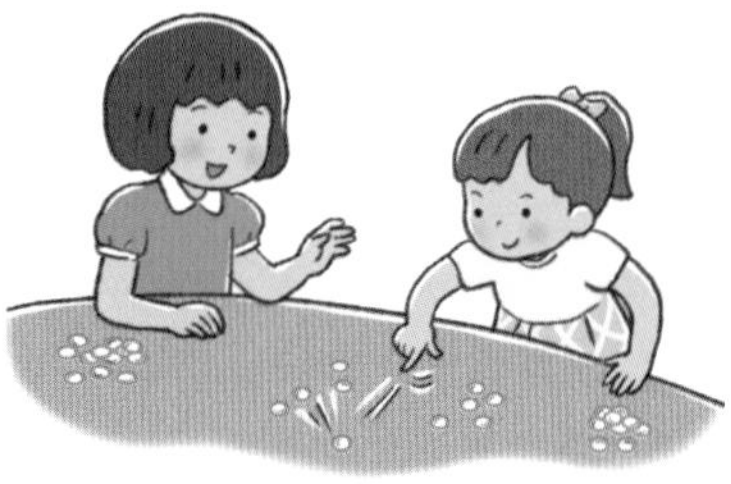

2 たかしさんは いろがみを 35まい もって います。きょう，おねえさんから 8まい もらいました。いろがみは ぜんぶで なんまいに なりましたか。（しき 15点・答《こた》え 15点）

しき [35] ＋ □ ＝ □

答《こた》え □ まい

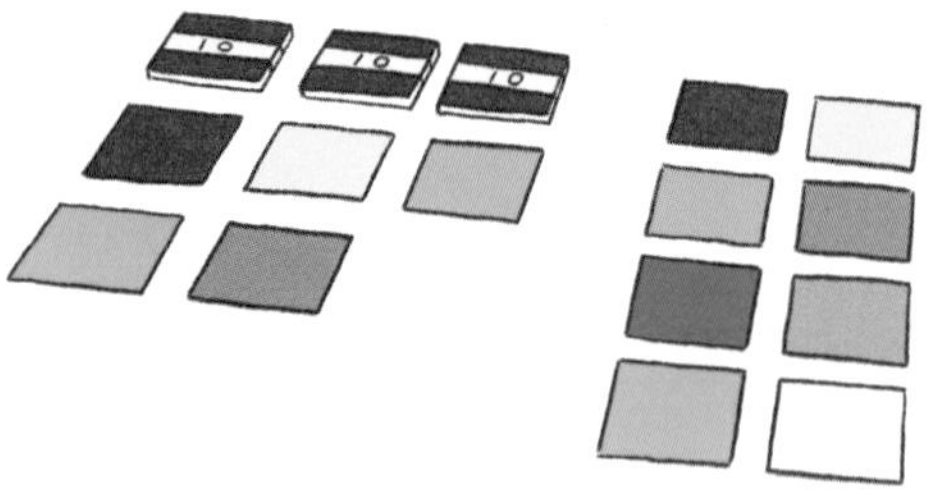

3 はるとさんは 本を，きのうまでに 47ページ よみました。きょうは 36ページ よみました。ぜんぶで なんページ よみましたか。（しき 20点・答《こた》え 20点）

しき ＿＿＿＿＿＿＿＿

答《こた》え ＿＿＿＿＿＿

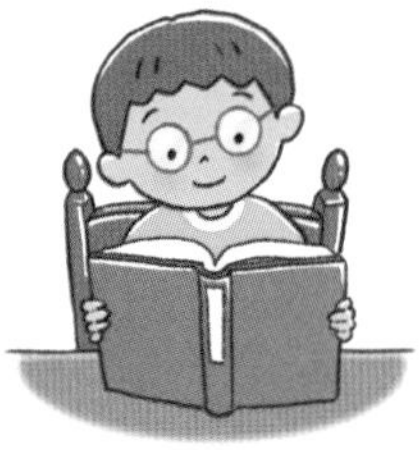

わくわく情報《じょうほう》　日本には，アゲハや モンシロチョウなど およそ 250しゅるいの チョウが いるよ。チョウを つかまえた ことは あるかな？

2けたの　ひき算《ざん》(1)

学しゅう日　月　日　とく点　点

1 つぎの　計算《けいさん》を　しましょう。（1つ　4点）

① 4－1＝

② 7－1＝

③ 6－2＝

④ 9－2＝

⑤ 8－3＝

⑥ 7－4＝

⑦ 8－5＝

⑧ 10－6＝

⑨ 9－7＝

⑩ 10－8＝

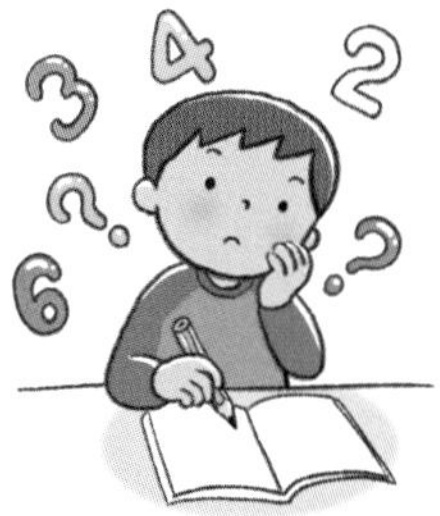

2 つぎの　計算《けいさん》を　しましょう。（1つ　3点）

① 9－4＝□

② $\begin{array}{r} 9 \\ -\ 4 \\ \hline \square \end{array}$

③ 10－3＝□

④ $\begin{array}{r} 10 \\ -\ 3 \\ \hline \square \end{array}$

3 つぎの　計算《けいさん》を　しましょう。（1つ　4点）

① $\begin{array}{r} 10 \\ -\ 4 \\ \hline \end{array}$

② $\begin{array}{r} 10 \\ -\ 6 \\ \hline \end{array}$

③ $\begin{array}{r} 10 \\ -\ 8 \\ \hline \end{array}$

④ $\begin{array}{r} 11 \\ -\ 3 \\ \hline \end{array}$

⑤ $\begin{array}{r} 11 \\ -\ 5 \\ \hline \end{array}$

⑥ $\begin{array}{r} 11 \\ -\ 8 \\ \hline \end{array}$

⑦ $\begin{array}{r} 12 \\ -\ 1 \\ \hline \square\square \end{array}$

⑧ $\begin{array}{r} 12 \\ -\ 2 \\ \hline \end{array}$

⑨ $\begin{array}{r} 12 \\ -\ 3 \\ \hline \end{array}$

⑩ $\begin{array}{r} 12 \\ -\ 5 \\ \hline \end{array}$

⑪ $\begin{array}{r} 12 \\ -\ 7 \\ \hline \end{array}$

⑫ $\begin{array}{r} 12 \\ -\ 9 \\ \hline \end{array}$

びっくりランキング　せかいで　一番《いちばん》　はやく　走《はし》れる　どうぶつは　チーター。3秒間《びょうかん》に　およそ　100メートルも　走《はし》るよ。

算数《さんすう》

9回 2けたの ひき算《ざん》(2)

学しゅう日 月 日

とく点 点

1 つぎの 計算《けいさん》を しましょう。

(1つ 3点)

① 14 − 6

② 14 − 8

③ 14 − 9

④ 24 − 6

⑤ 24 − 8

⑥ 24 − 9

⑦ 15 − 8

⑧ 15 − 5

⑨ 15 − 7

⑩ 25 − 8

⑪ 35 − 5

⑫ 45 − 7

2 つぎの 計算《けいさん》を しましょう。

(1つ 4点)

① 31 − 4

② 41 − 6

③ 51 − 3

④ 61 − 8

⑤ 31 − 14

⑥ 41 − 16

⑦ 51 − 13

⑧ 61 − 18

⑨ 52 − 5

⑩ 52 − 7

⑪ 73 − 6

⑫ 73 − 9

⑬ 52 − 15

⑭ 52 − 17

⑮ 73 − 26

⑯ 73 − 29

わくわく情報《じょうほう》

夜空《よぞら》に 白く 川のように 見える 天《あま》の川《がわ》は，星《ほし》が たくさん あつまった ものだよ。

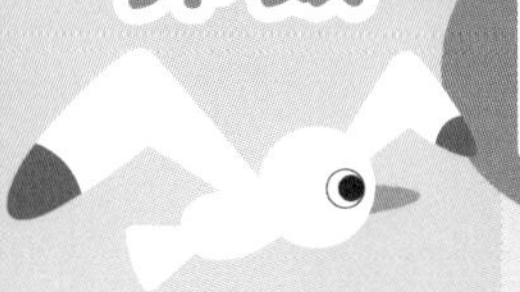

算数《さんすう》

10回　2けたの　ひき算《ざん》(3)

学しゅう日　月　日

とく点　点

1 つぎの　計算《けいさん》を　しましょう。　（1つ　3点）

① 31 − 11

② 31 − 12

③ 31 − 15

④ 61 − 11

⑤ 61 − 22

⑥ 61 − 35

⑦ 45 − 13

⑧ 45 − 26

⑨ 45 − 38

⑩ 75 − 23

⑪ 75 − 47

⑫ 75 − 69

2 つぎの　計算《けいさん》を　しましょう。　（1つ　4点）

① 27 − 14

② 27 − 18

③ 34 − 6

④ 34 − 16

⑤ 43 − 15

⑥ 43 − 23

⑦ 52 − 17

⑧ 52 − 28

⑨ 50 − 2

⑩ 50 − 22

⑪ 46 − 30

⑫ 46 − 39

⑬ 62 − 25

⑭ 35 − 27

⑮ 72 − 19

⑯ 54 − 47

わくわく情報《じょうほう》　ザリガニの　めすは，おなかの　下に　200こから　400この　たまごを　かかえて　せわを　して，たまごを　かえすよ。

2けたの　ひき算《ざん》(4)

学しゅう日　月　日　　とく点　点

1 こはるさんは　おはじきを　37 こ　もって　います。いもうとに　15 こ　あげました。こはるさんの　おはじきは　なんこに　なりましたか。□に　あう　数《かず》を　かきましょう。

(①□1つ 5点・しき 10点・答《こた》え 10点)

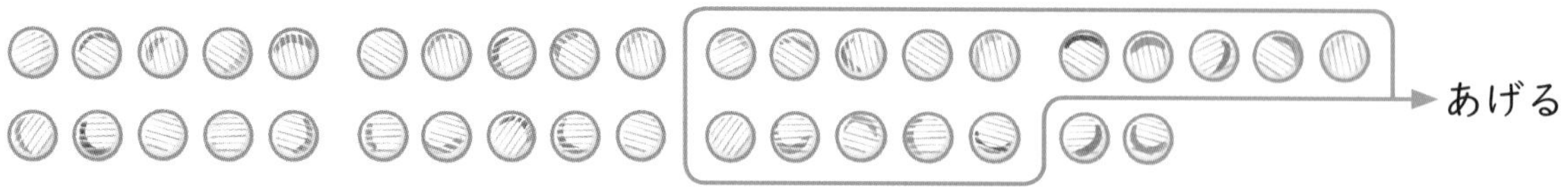

① はじめに　もって　いた　37 こから，あげた　□ こを　ひきます。

② しき　37 − □ = □

③ 答《こた》え　□ こ

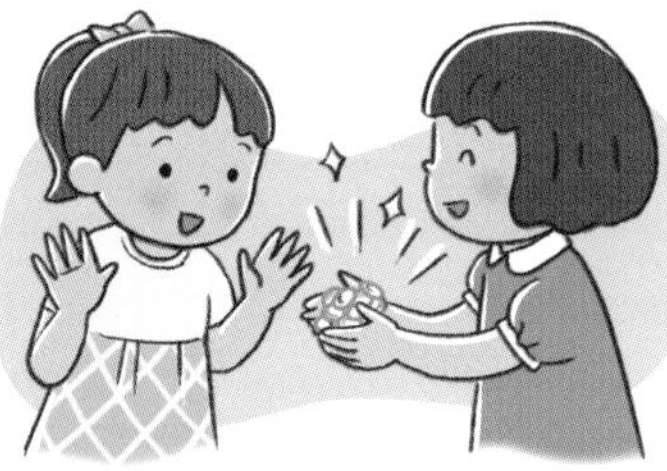

2 バスに　おきゃくさんが　24 人　のって　いました。ていりゅうじょで　8 人　おりました。バスに　のって　いる　おきゃくさんは　なん人に　なりましたか。

(しき 15点・答《こた》え 15点)

しき　24 − □ = □

答《こた》え　□ 人

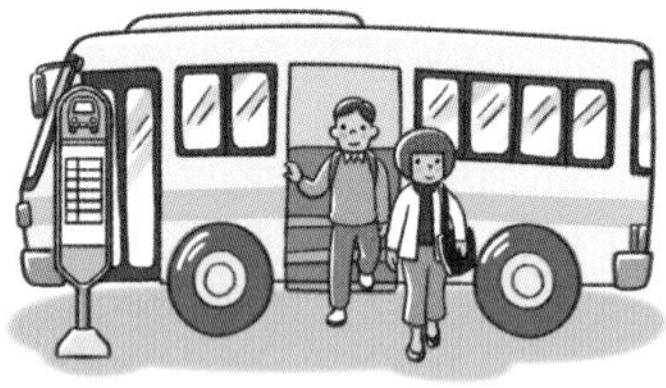

☆ **3** どんぐりを　はるきさんは　53 こ，おとうとは　36 こ　ひろいました。ひろった　どんぐりの　数《かず》の　ちがいは　なんこですか。

(しき 20点・答《こた》え 20点)

しき

答《こた》え

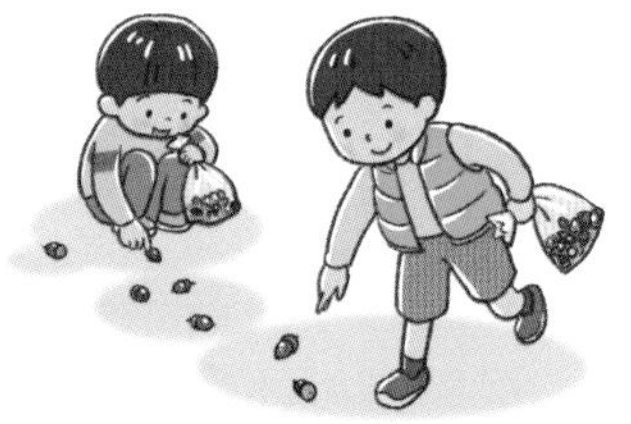

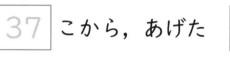

びっくりランキング　せかいで　一番《いちばん》　大きな　どうぶつは　海《うみ》に　いる　シロナガスクジラで，ぜん長《ちょう》　30 メートルくらいの　ものも　いるよ。

1000までの　数《かず》(1)

学しゅう日　　月　　日　　とく点　　点

1 下の　ぼうの　数《かず》は　いくつですか。(　)に　数字《すうじ》を　かきましょう。　(1つ　10点)

① 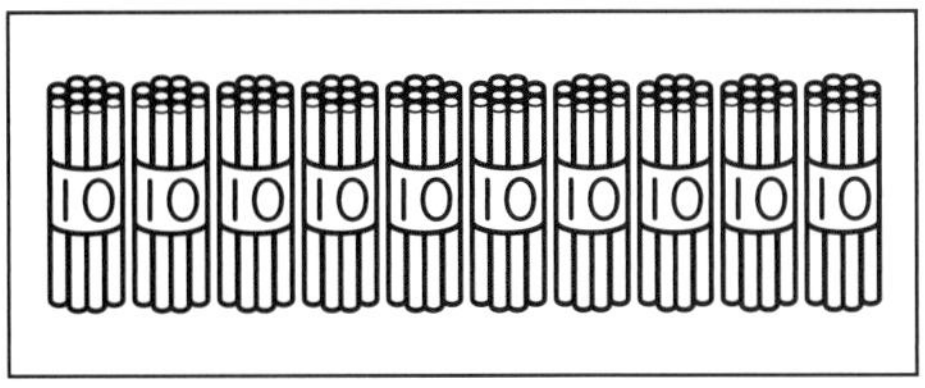

(　　　　)

② 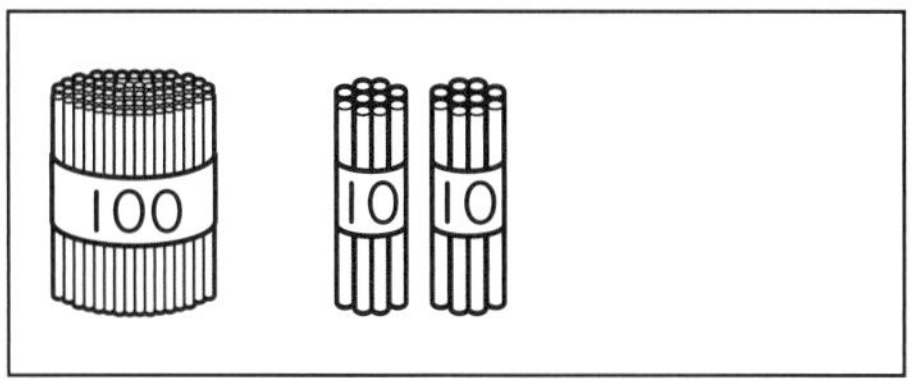

(　　　　)

③ 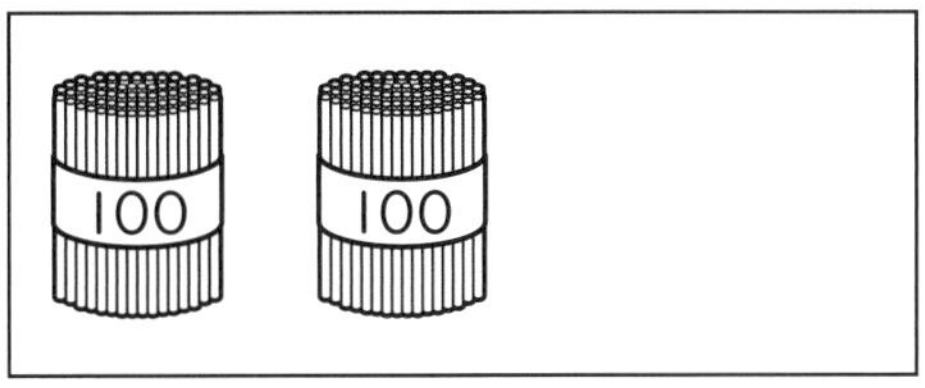

(　　　　)

④ 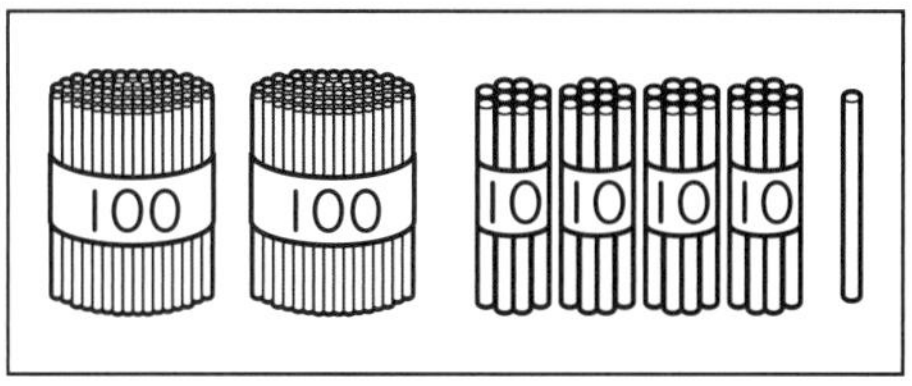

(　　　　)

2 つぎの　□に　あう　数《かず》を　かきましょう。　(1つ　10点)

① 100を　2つと　10を　5つ　あわせると，□です。

② 100を　2つと　10を　1つと　1を　8つ　あわせると，□です。

③ 100を　7つと　10を　4つ　あわせると，□です。

④ 100を　7つと　1を　4つ　あわせると，□です。

3 つぎの　□に　あう　数《かず》を　かきましょう。　(□1つ　4点)

① 250は，100を　□つと　10を　□つ　あわせた　数《かず》です。

② 362は，100を　□つと　10を　□つと　1を　□つ　あわせた　数《かず》です。

わくわく情報《じょうほう》　アカは，体《からだ》の　かわが　古《ふる》く　なった　ものに　あせや　ほこりなどが　まじった　ものだよ。

1000までの　数《かず》(2)

学しゅう日　月　日　　とく点　点

1 つぎの　□に　あう　数《かず》を　かきましょう。　（□1つ　6点）

① 352 の　百のくらいは □，十のくらいは □，一のくらいは □ です。

② 百のくらいが　8，十のくらいが　6，一のくらいが　4 の　数《かず》は □ です。

2 つぎの　数《かず》を　かん字で　かきましょう。　（1つ　5点）

① 365（　　　　）　② 720（　　　　）

3 つぎの　数《かず》を　数字《すうじ》で　かきましょう。　（1つ　6点）

① 二百四十六（　　　　）　② 八百三十（　　　　）

③ 九百五（　　　　）　④ 千（　　　　）

☆**4** つぎの　□に　あう　数《かず》を　かきましょう。　（□1つ　6点）

① 705 は，100 を □ つと □ を　5 つ　あわせた　数《かず》です。

② 100 を　3 つ　あつめた　数《かず》は □ です。

③ 100 を　10　あつめた　数《かず》は □ です。

④ 100 は，10 を □ あつめた　数《かず》です。

⑤ 120 は，10 を □ あつめた　数《かず》です。

⑥ 270 は，10 を □ あつめた　数《かず》です。

わくわく情《じょう》報《ほう》　まゆ毛《げ》は，おでこに　かいた　あせが　目に　入るのを　ふせぐ　ために　あると　いわれて　いるよ。

1000までの 数《かず》(3)

学しゅう日 月 日 とく点 点

1 つぎの ↓の ところの 数《かず》を □に かきましょう。

(□1つ 6点)

①

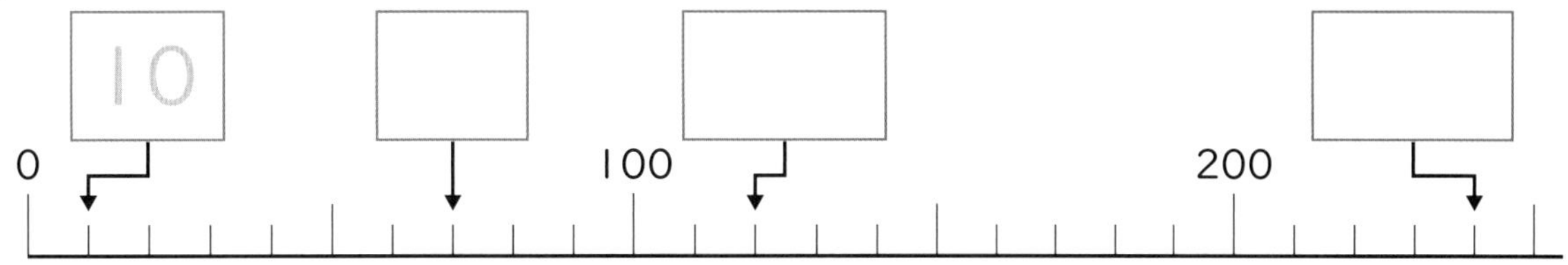

②

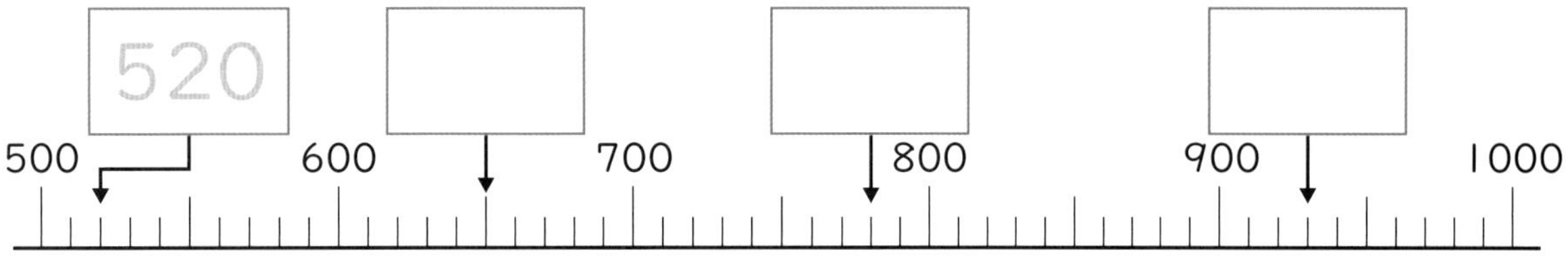

2 つぎの 数《かず》を かきましょう。

(1つ 6点)

① 450より 1 大きい 数《かず》 (　　　)

② 450より 1 小さい 数《かず》 (　　　)

③ 500より 1 大きい 数《かず》 (　　　)

④ 1000より 1 小さい 数《かず》 (　　　)

☆ 3 左と 右の 数《かず》の 大きさを くらべて，□に あう >か <の しるしを かきましょう。

(1つ 7点)

① 400 [>] 300　　② 294 [　] 295

③ 698 [　] 702　　④ 487 [　] 478

びっくり ランキング　せかいで 一番《いちばん》 高《たか》い 木は，アメリカの カリフォルニアに はえる セコイアメスギで，高《たか》さは 115メートルいじょう あるよ。

なん十，なん百の たし算《ざん》と ひき算《ざん》

学しゅう日 月 日 とく点 点

1 つぎの 計算《けいさん》を しましょう。 （1つ 3点）

① 70＋20＝

② 80＋20＝

③ 90＋20＝

④ 90＋30＝

⑤ 90＋40＝

⑥ 100＋40＝

⑦ 200＋40＝

⑧ 300＋50＝

⑨ 100＋100＝200

⑩ 200＋100＝

⑪ 300＋100＝

⑫ 100＋200＝

⑬ 300＋200＝

⑭ 500＋200＝

⑮ 500＋400＝

⑯ 600＋400＝

2 つぎの 計算《けいさん》を しましょう。 （1つ 4点）

① 90－20＝

② 100－20＝

③ 110－20＝

④ 110－30＝

⑤ 120－30＝

⑥ 130－30＝

⑦ 230－30＝

⑧ 200－100＝100

⑨ 300－100＝

⑩ 400－100＝

⑪ 400－200＝

⑫ 600－200＝

⑬ 1000－200＝

わくわく 情報《じょうほう》 毛《け》は，頭《あたま》には もちろん，よく 見《み》ると 体中《からだじゅう》に はえて いるよ。その 数《かず》は なんと，およそ 500万本《まんぼん》 あると いわれて いるよ。

3つの 数《かず》の 計算《けいさん》

学しゅう日 月 日 とく点 点

1 つぎの □に あう 数《かず》を かきましょう。 （1つ 6点）

① 12＋6＝6＋［12］

② 34＋15＝15＋□

③ (5＋3)＋7＝5＋(3＋［7］)

④ (17＋8)＋12＝17＋(8＋□)

2 かっこの 中を 先に 計算《けいさん》して，答《こた》えを もとめましょう。 （1もん ぜんぶ できて 6点）

① (2＋8)＋6＝［10］＋6＝□

② 2＋(8＋6)＝2＋［14］＝□

③ (5＋9)＋11＝□＋11＝□

④ 5＋(9＋11)＝5＋□＝□

⑤ (3＋17)＋14＝

⑥ 3＋(17＋14)＝

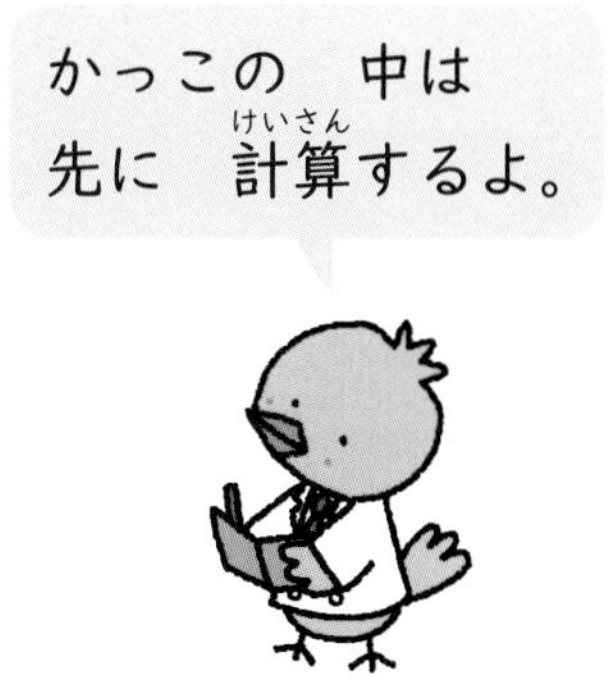

3 じゅんじょを くふうして 計算《けいさん》しましょう。 （1つ 10点）

① 6＋8＋2＝

② 7＋14＋6＝

③ 17＋3＋5＝

④ 13＋16＋4＝

わくわく情報《じょうほう》 えいようを 体《からだ》に とりこむ はたらきを する 小《しょう》ちょうの 長《なが》さは，7メートルも あるよ。その うちがわの かべを ひきのばすと，テニスコートぐらいの 広《ひろ》さに なるよ。

長《なが》さ(1)

学しゅう日　　月　　日

とく点　　点

1 下の　ものさしの　左はしから　↓までの　長《なが》さは　なん cm ですか。□に　かきましょう。　(□1つ　10点)

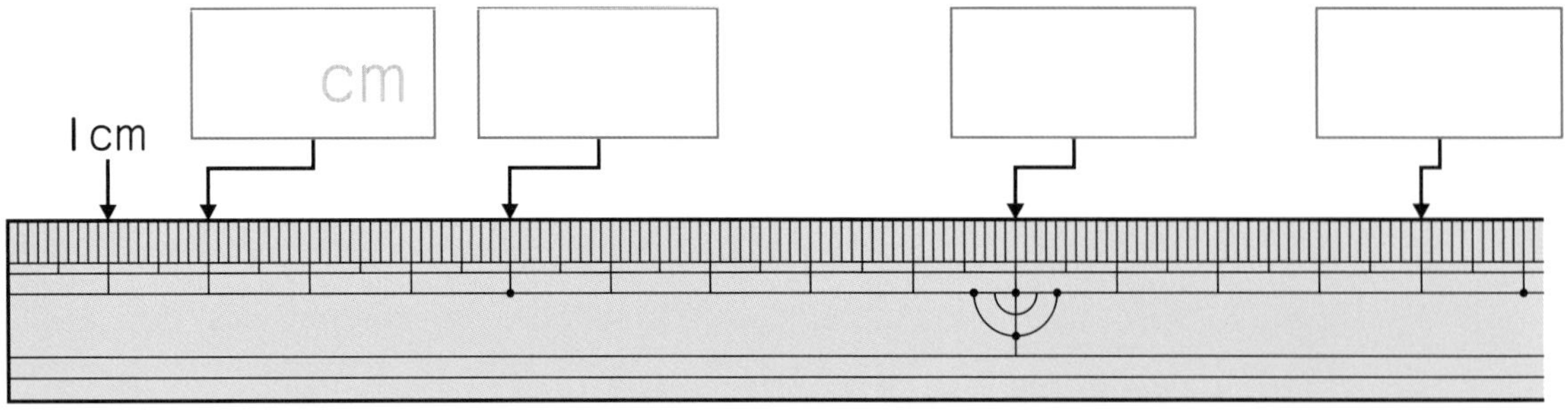

2 下の　テープの　長《なが》さは　なん cm ですか。　(10点)

(テープ)

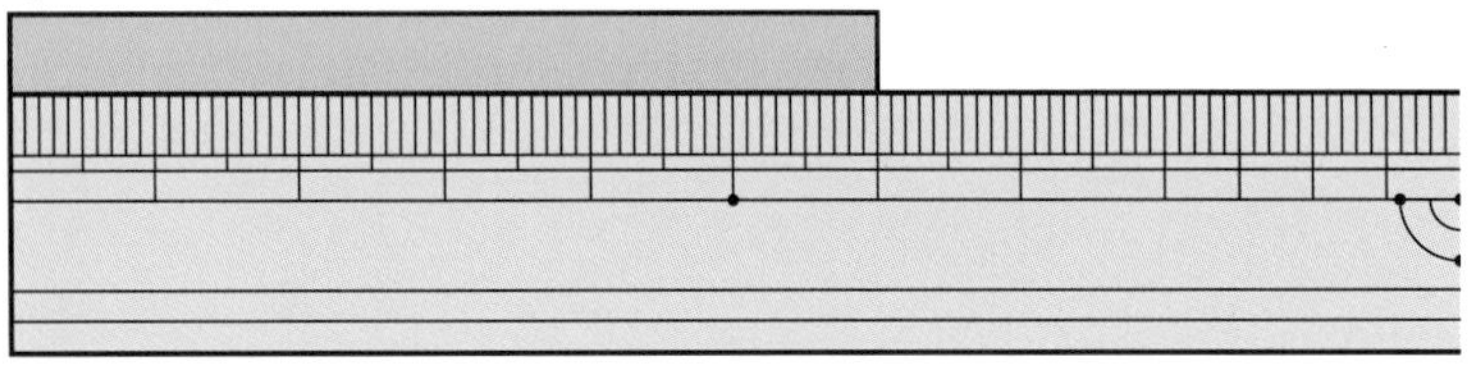

(　　　　)

3 下の　ものさしの　左はしから　↓までの　長《なが》さは　なん mm ですか。□に　かきましょう。　(1つ　10点)

①

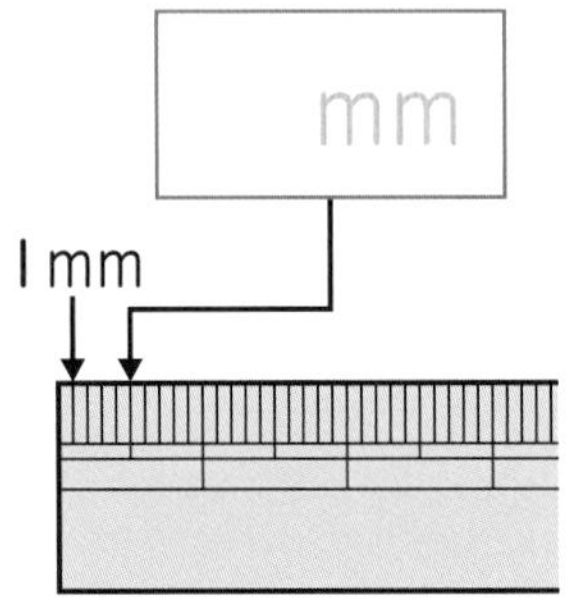

②

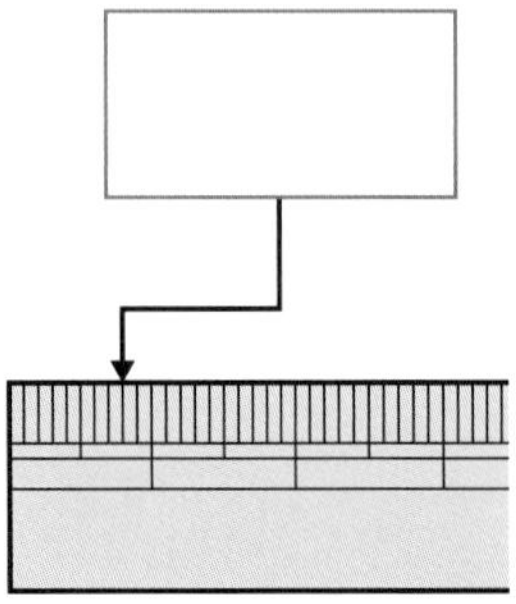

③

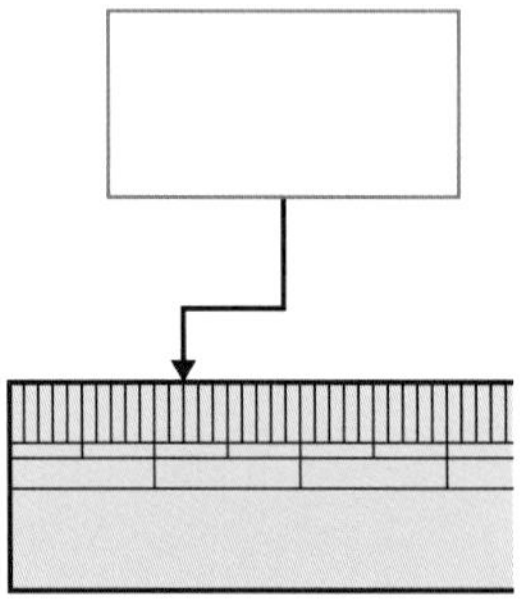

4 下の　テープの　長《なが》さは　なん mm ですか。　(1つ　10点)

① (テープ)

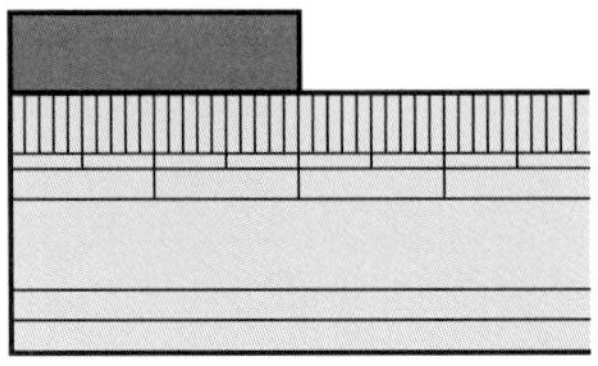

(　　　　)

② (テープ)

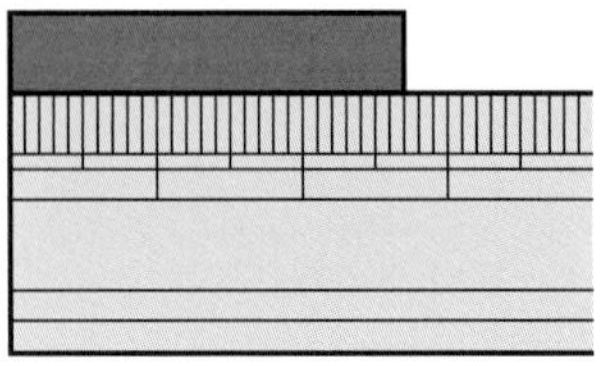

(　　　　)

びっくりランキング　「ツルは　千年，カメは　万年《まんねん》」と　いわれるように　カメは　長生《ながい》きで，100年いじょう生きる　ものも　いるよ。

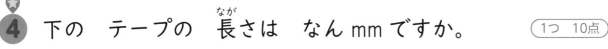

算数《さんすう》 18回

長《なが》さ(2)

学しゅう日　月　日　とく点　点

1 下の　ものさしの　左はしから　↓までの　長《なが》さは　なん cm なん mm ですか。□に　かきましょう。（□1つ　10点）

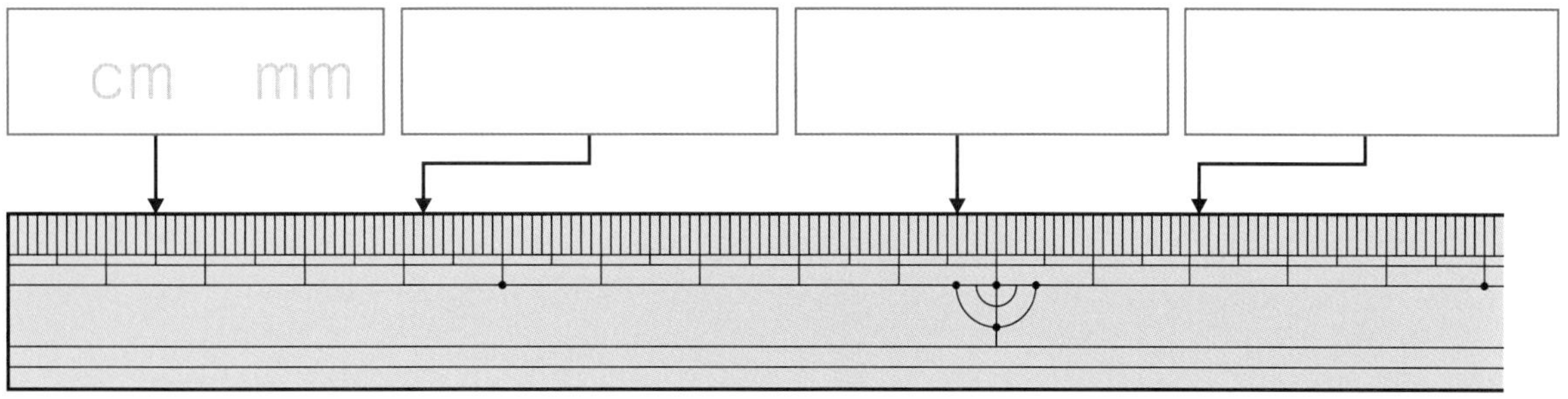

2 下の　テープの　長《なが》さは　なん cm なん mm ですか。（12点）

（テープ）

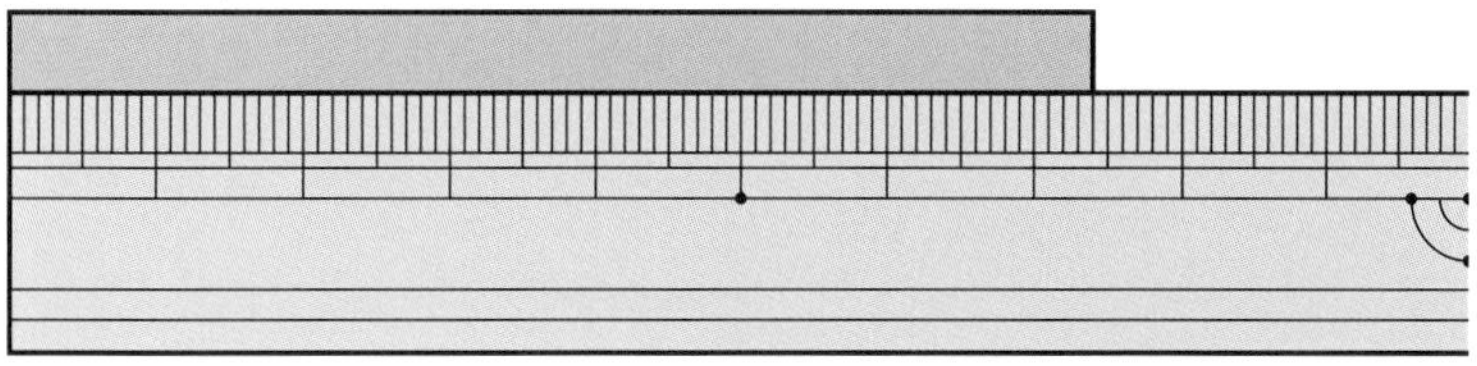

（　　　　　）

3 下の　テープの　長《なが》さを　（　）の　中に　かきましょう。（1もん　ぜんぶ　できて　12点）

① （テープ）

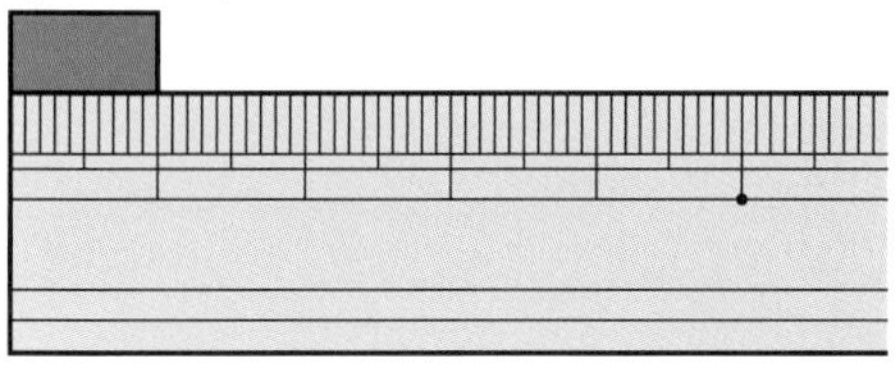

（　　　）mm

（　　　）cm

② （テープ）

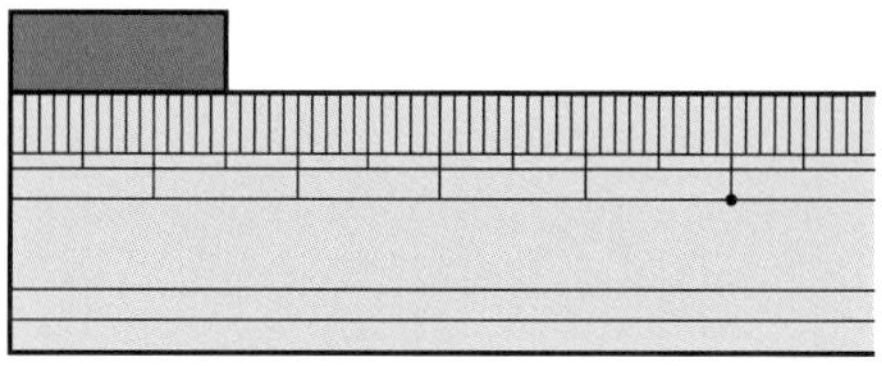

（　　　）mm

（　　　）cm（　　　）mm

③ （テープ）

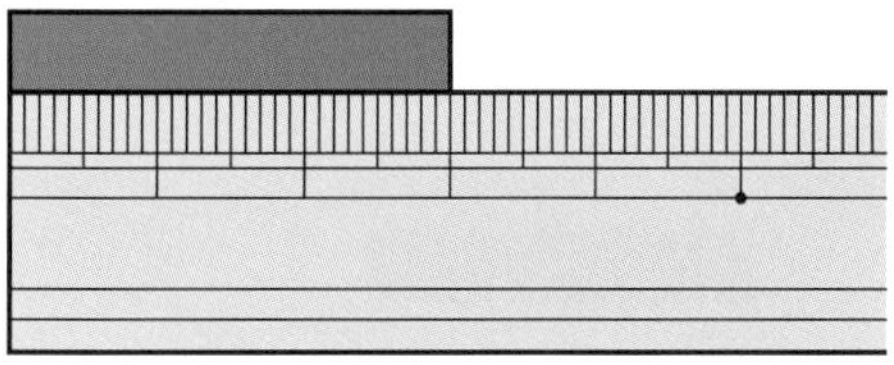

（　　　）mm

（　　　）cm

④ （テープ）

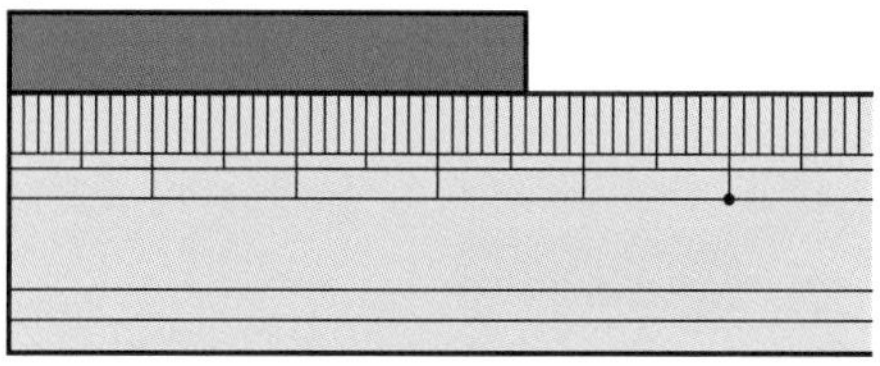

（　　　）mm

（　　　）cm（　　　）mm

わくわく情報《じょうほう》　体《からだ》の　かたがわに　目が　ある　ヒラメや　カレイ。でも，生まれた　ときは　体《からだ》の　りょうがわに　ついて　いて，20日ぐらい　すると　かたよりはじめるよ。

かさ(たいせき)(1)

学しゅう日　　月　　日　　とく点　　点

1 つぎの　水の　かさは　なん dL(デシリットル)ですか。 (1つ　5点)

① 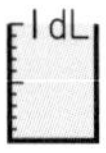

(1 dL)

② 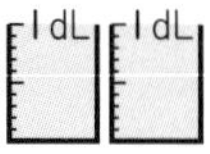

(　 dL)

③ 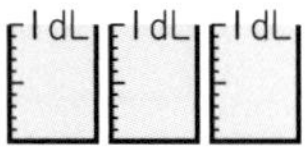

(　　)

④ 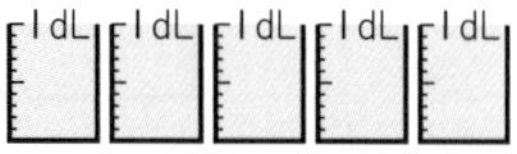

(　　)

2 つぎの　水の　かさは　なん L(リットル)ですか。 (1つ　5点)

① 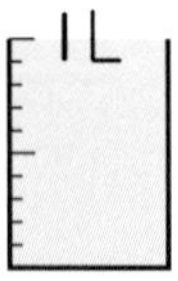

(1 L)

② 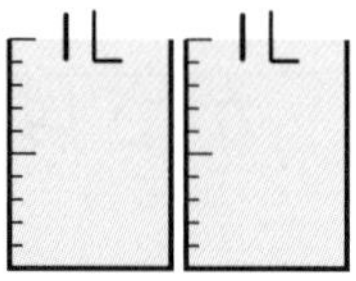

(　 L)

③ 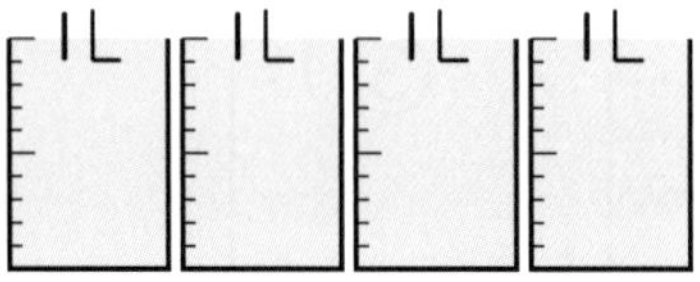

(　　)

④ 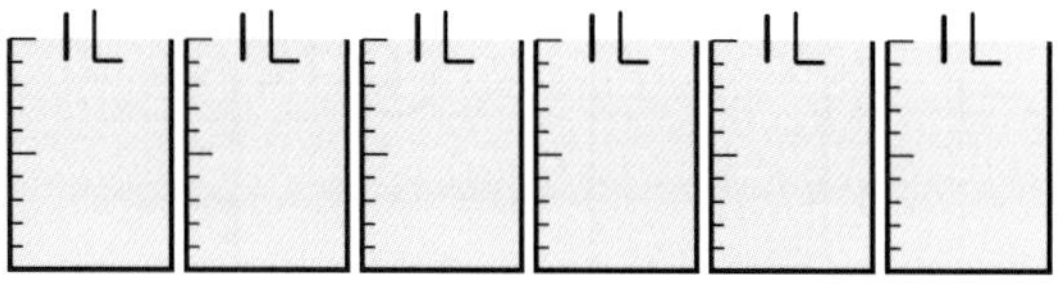

(　　)

3 つぎの　水の　かさは　なん L なん dL ですか。 (1つ　6点)

① 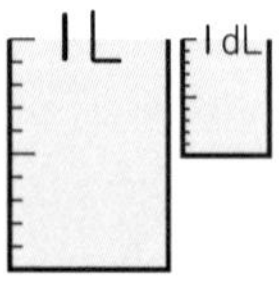

(1 L 1 dL)

② 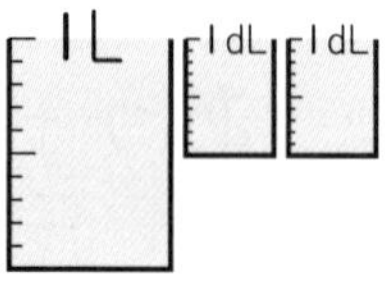

(　 L 　dL)

③ 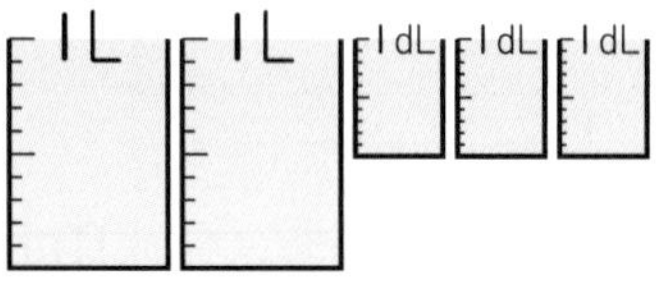

(　　)

4 1 L＝10dL です。つぎの　水の　かさを　かきましょう。 (1つ　8点)

① 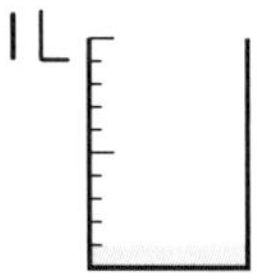

(1 dL)

② 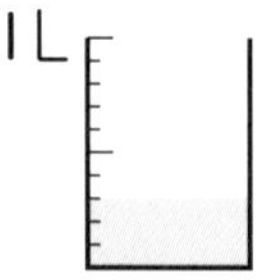

(　　)

③ 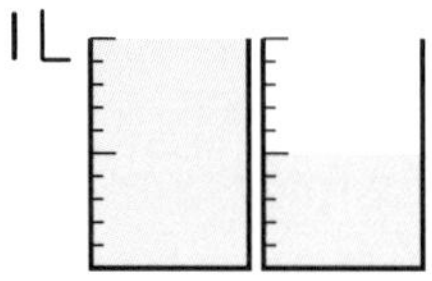

(　 L 　dL)

5 つぎの　□に　あう　数《かず》を　かきましょう。 (1つ　9点)

①　1 L＝□dL

②　1 L 3 dL＝□dL

わくわく情報《じょうほう》　セミは，たまごを　かれた　木や，木の　かわなどに　うみつけるよ。

かさ(たいせき)(2)

学しゅう日　月　日　　とく点　点

1 つぎの　水の　かさは　なん mL(ミリリットル)ですか。　(1つ　6点)

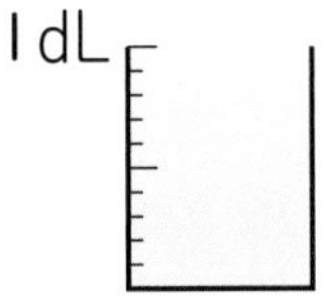

1dL＝100mL

ずの　1めもりは 10mLです。

① 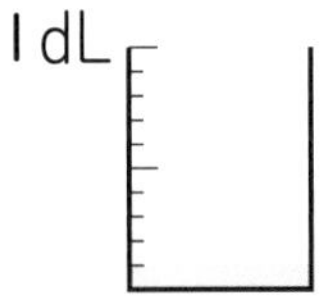

(10 mL)

② 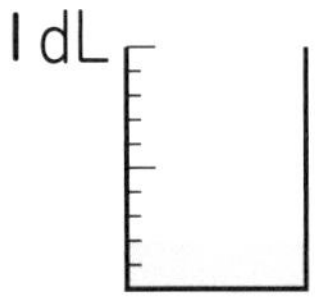

(　　mL)

③ 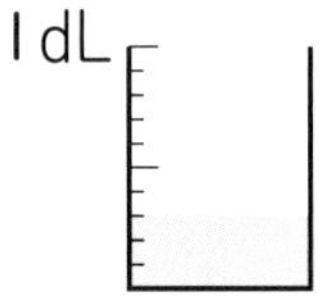

(　　　)

2 つぎの　水の　かさは　なん mL ですか。　(1つ　6点)

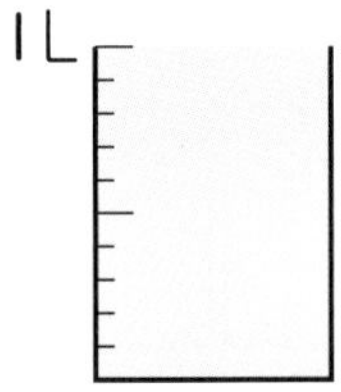

1L＝1000mL

ずの　1めもりは 100mLです。

① 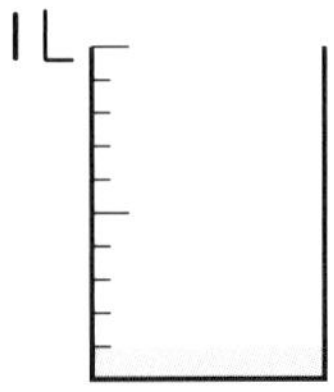

(100mL)

② 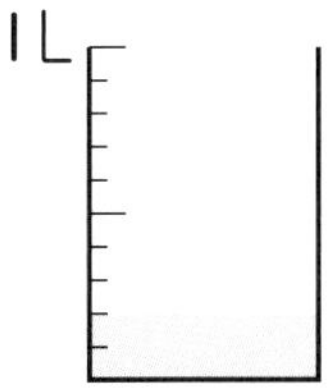

(　　mL)

③ 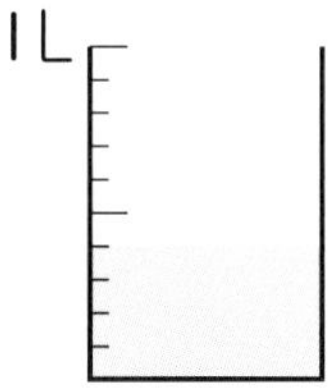

(　　　)

3 つぎの □に　あう　数《かず》を　かきましょう。　(1つ　7点)

① 1 dL＝[100]mL　　③ 1 L＝[1000]mL

② 2 dL＝[　　]mL　　④ 3 L＝[　　]mL

4 つぎの　計算《けいさん》を　しましょう。　(1もん　ぜんぶ　できて　9点)

① 1 L 3 dL＋1 L＝[2]L[3]dL

② 1 L 5 dL＋2 L 4 dL＝[　]L[　]dL

③ 4 L 7 dL－1 L＝[　]L[　]dL

④ 3 L 6 dL－1 L 4 dL＝[　]L[　]dL

びっくりランキング　ダチョウは　とべないけれど　とても　はやく　走《はし》る　ことが　できる。5 秒間《びょうかん》に　およそ 100 メートルも　走《はし》るよ。

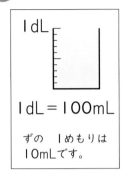

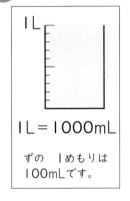